R. T. Fischl

21/7 Einundzwanzig Tage - Sieben Kilo

GbR-Verlag

VERTRIEB VON BÜCHERN

Impressum

Titel:
21/7 Einundzwanzig Tage - Sieben Kilo

Herausgeber:
Schikowsky GbR Verlag
Vertreten durch: Arno Schikowsky
Hochstrasser Weg 2a
83064 Raubling, Deutschland
E-Mail: a.schikowsky@gbrverlag.com

Autor:
Rainer Tim Fischl

Haftungsausschluss:
Die Inhalte dieses Buches dienen ausschließlich der Information. Sie stellen weder Empfehlungen noch eine Bewerbung der beschriebenen Methoden dar.
Vorgehensweisen oder Ratschläge beruhen ausschließlich auf eigenen Erfahrungen.
Es wird weder Vollständigkeit noch Aktualität, Richtigkeit oder Ausgewogenheit garantiert.
Der Inhalt ersetzt keine fachliche Beratung durch einen Arzt oder Apotheker. Er darf nicht als Grundlage zur eigenständigen Änderung oder Beendigung einer Behandlung oder zur Diagnose verwendet werden.
Konsultieren Sie bei gesundheitlichen Fragen oder Beschwerden stets einen Arzt.
Die Autoren übernehmen keine Haftung für Schäden, die aus der Durchführung der beschriebenen Maßnahmen entstehen.

Gesamtherstellung:
BookDesigns & Zeuner Publishing
Inh. Jeannette Zeuner
Zum Badestrand 2b
D-15754 Heidesee OT Prieros

Fotos / Bildmaterial:
© Schikowsky GbR Verlag, Rainer Tim Fischl

1. Auflage 2025 – Printed in Germany

ISBN
Taschenbuch: 978-3-9827718-0-9
Hardcoverbuch: 978-3-9827718-1-6
eBook: 978-3-9827718-2-3

R. T. Fischl

21/7

EINUNDZWANZIG TAGE SIEBEN KILO

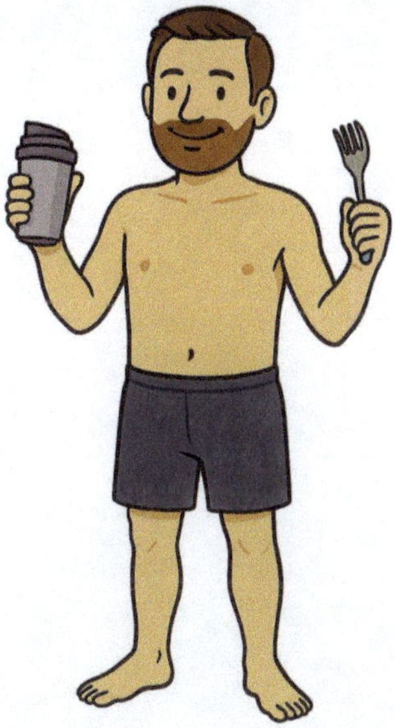

... wie ich abnahm, ohne den Humor zu verlieren (meistens)

• Die 21-Tage-Stoffwechselkur •

humorvoll abnehmen, lecker leiden, besser aussehen

ÜBER DEN AUTOR – ODER: WIE MAN DURCH EINE STOFFWECHSELKUR ZUM SCHREIBEN FINDET

Rainer Tim Fischl, besser bekannt als **R. T. Fischl**, wurde irgendwann zwischen Holzofenbrot und Vitalstofftabletten geboren – zumindest gefühlt. Er lebt in einer kleinen Stadt in Oberbayern, die landschaftlich malerisch und ernährungstechnisch gefährlich ist: zu viele Biergärten, zu wenig Intervallfasten.

Bevor er sich der Schriftstellerei widmete, arbeitete er in Bereichen, in denen man viel sitzt, viel denkt und irgendwann merkt, dass einem der Gürtel die Luft abschnürt. Seine erste Stoffwechselkur war ursprünglich als körperliches Notfallprogramm gedacht – wurde aber schnell zur literarischen Initialzündung.

Fischl schreibt, wie er lebt: mit Ironie, Neugier und dem festen Glauben, dass Humor der einzige Makronährstoff ist, den man nie überdosieren kann. Seine Texte sind ein Mix aus Selbstversuch, Alltagssatire und liebevoller Selbstentlarvung – irgendwo zwischen Ernährungstagebuch und innerem Monolog auf dem Weg zur Gemüsetheke.

Wenn er nicht gerade an neuen Texten, Rezeptideen oder Figurentherapien arbeitet, diskutiert er mit seinem inneren Schweinehund (der inzwischen eine eigene Meinung zum Thema Sellerie hat) oder faltet T-Shirts nach Kaloriendichte.

„21/7 – Einundzwanzig Tage – sieben Kilo“ ist sein erstes Buch. Und ziemlich sicher nicht sein letztes.

Denn eines hat er inzwischen gelernt:

Man kann sich nicht immer runterhungern – aber man kann sich hochschreiben.

**"ABNEHMEN IST DAS EINZIGE SPIEL,
IN DEM DU GEWINNST,
WENN DU VERLIERST."**

Tim – in einem lichten Moment

INHALT

SO FUNKTIONIERT'S

PROLOG

KANTINENKOMA UND GÜRTELDRAMA

Ich weiß nicht, wann genau es passiert ist. Irgendwann zwischen dem dritten Leberkäs-Semmeln-Dienstag und dem „All you can eat"-Buffet mit den panierten Fischstäbchen von vorgestern. Aber als ich mich heute nach meinem runtergefallenen Kugelschreiber bückte, war es eindeutig:

Meine Hose hat aufgegeben.

So klang's jedenfalls. Ein leises „zzzzrip" – wie ein Reißverschluss, der sich still und heimlich in die Freiheit verabschiedet. Nur war's eben kein Reißverschluss.

Sondern die letzte Naht, die mich davor bewahrte, in der Kantine als menschlicher Presssack viral zu gehen.

Ich blieb kurz unten, als würde ich noch etwas suchen. Vielleicht meine Würde. Vielleicht mein Selbstwertgefühl. Oder einfach einen Grund, wieso mein Bauch aussieht wie ein Kissenbezug mit Überfüllung.

„Zu viel Wasser eingelagert", sagt Kollegin Sabine.

„Das ist der Stress", sagt Kollege Jürgen und steckt sich dabei eine halbe Frikadelle in den Mund.

„Vielleicht zu wenig Eiweiß?", sagt niemand. Nie.

Dabei war ich früher mal... beweglich.

Sportlich wäre übertrieben, aber ich konnte immerhin Treppen steigen, ohne dabei in Staffeln zu denken. Und dann kam das Leben. Also dieses sogenannte Erwachsenenleben.

Studium abgeschlossen – zack, rein in den ersten Job.

Großes Versicherungsunternehmen. Noch größerer Bildschirm. Und ein Bürostuhl mit Lordosenstütze und Rückbildungspotenzial.

Ich verbringe meine Tage jetzt in einem Großraumbüro mit Bildschirmbräune, betrieblichen Gesundheitskampagnen und einem höhenverstellbaren Schreibtisch, den niemand verstellt, weil man ja dann aufstehen müsste.

Bewegung? Nur wenn man vom Drucker weg und zum Kühlschrank hinläuft. Oder wenn die Mikrowelle piept.

Soziale Kontakte? Ja, mit Outlook.

Das Leben? Ein endloser Loop aus Kantinenmenüs, Excel-Tabellen und der Hoffnung, dass die Hose noch einen Tag durchhält.

Es ist, als hätte ich mich nach dem Studium freiwillig für den körperlichen Verfall angemeldet. Der Körper beginnt sanft, aber nachdrücklich, sich ein Polster für schlechte Zeiten zuzulegen.

Die „Anbauphase" – wie es im Landwirtschaftsministerium heißt. Nur dass ich eben keinen Raps anbaue, sondern Hüftgold. Abends googelte ich „Schnell abnehmen ohne zu hungern" – und ich bekam Antworten: Stoffwechselkur! Detox! Transformation!

Kapseln, Pulver, Wundermittel! Und jede Menge hippe Produktnamen. Manche Produkte wirkten wie ein Bonuslevel für Leute, die das Spiel des Lebens schon beendet hatten. Aber was soll's. In meiner Lage greift man nach jedem metaphorischen Strohhalm – auch wenn er mit

Aloe Vera angereichert ist.

Ich suchte mir die sympathischste Firma heraus und orderte das Komplettpaket an Nahrungsergänzungsmitteln. Kein Schnäppchen! Für das Geld hätte ich ein halbes Jahr lang Pizza bestellen können. Ironie des Schicksals: Genau das soll ich jetzt zwei Tage lang tun. Denn der Plan beginnt nicht etwa mit Salat und Selleriesaft. Sondern mit zwei Tagen hemmungslosem Futtern.

Die sogenannte „Ladephase". Oder wie ich es nenne: Das letzte Abendmahl in Endlosschleife.

LADEPHASE TAG 1
DIE RACHE DER TIEFKÜHLPIZZA

Ich liebe Konzepte, die mich nicht sofort bestrafen. Die ersten zwei Tage der Kur sind sowas wie die freundliche Umarmung vor der Scheidung.

„Iss, was du willst", sagt der Plan.
„Solange du es bereust."

Ich also zum Supermarkt. Mit dem Blick eines Mannes, der weiß: Das hier ist das letzte Mal. Ich lade ein wie ein Prepper mit Geschmack:

Croissants, Butter, Käse, vier Sorten Eis, drei Pizzen, ein Eimer Kartoffelsalat, eine Dose Kondensmilch (fragt nicht), und diese absurden Nougatkissen aus der Kinderabteilung.

Zuhause baue ich mir ein Buffet auf dem Sofa. Netflix läuft. Der Jogginganzug ist auf Anschlag gespannt.

Nach zwei Stunden fühle ich mich wie ein Vier-Sterne-All- Inclusive-Resort mit Personenschaden.

„Das gehört so", flüstert die Broschüre.
„Die Fettzellen sollen wissen, dass es bald vorbei ist."

Ich starre an die Decke und frage mich, wie man eigentlich auf so einen Quatsch reinfallen kann – während ich ein Kinder Bueno in Joghurt tunke. Willkommen im Club der metabolischen Widersprüche.

LADEPHASE TAG 2

WENN LIEBE FETT MACHT

Ich wache auf mit einem Gefühl zwischen Völlegefühl und Scham. Mein Magen fühlt sich an wie ein überfüllter Wäschekorb nach Weihnachten.

Und was sagt der Plan?

„Weiter essen. Viel. Fett. Hochkalorisch. Mindestens 4.000 Kalorien."

Mein Körper schreit: „Bitte nicht." Mein Kopf: „Challenge accepted."

Also runter zum Bäcker. Zwei Butterbrezen, ein Nusshörnchen, ein Croissant, ein Mohnstrudel – und aus rein medizinischen Gründen noch ein Quarkbällchen.

Ich setze mich an den Tisch und kaue langsam, wie ein Mann, der weiß: Das hier ist kein Frühstück. Das ist ein wissenschaftlicher Akt.

Ein Opfer für den Stoffwechsel. Ein Abschied in Fett.

„Du isst ja, als ob du bald nichts mehr kriegst", sagt Sabine in der Mittagspause.

„Exakt", sage ich, mit einem halben Cheeseburger im Mund.

„Ich dachte, du machst Diät."

„Eben."

Ich entwickle eine Strategie: Möglichst viel Fett in möglichst wenig Zeit. Mein Abendessen ist eine kulinarische Kriegserklärung an meinen Dünndarm: Lasagne, gefolgt von einer Portion Pommes mit Käse überbacken, gefolgt von Ben & Jerry's, gefolgt von tiefem Selbsthass.

Ich google, ob Leute schon mal an Butter erstickt sind.

Keine eindeutigen Ergebnisse. Aber ich bin nah dran.

21 Tage Kur! Aktuell bin ich mir nicht mal sicher, ob ich 21 Stunden überlebe, ohne was zu essen.

Und dennoch: Morgen geht's los. Der Ernst des Lebens. Die Phase 2. Die große Reinigung.

Ich setze mich auf die Couch, blicke auf die leere Chipstüte in meiner Hand – und frage mich ernsthaft:

„War das jetzt noch Ladetag – oder schon Suizid mit Kalorien?"

TAG 1: DIE SHAKETAGE

EIN NEUES LEVEL DER LEERE

Und erneut wache ich auf. Kein Duft von Kaffee. Kein Brötchenritual. Nur eine leise Stimme in meinem Kopf, die flüstert: „Heute wird nicht gekaut." Willkommen in Phase 2. Die Ladetage sind vorbei – und ich habe sie ernst genommen. Pizza, Pasta, Pudding. Ich war ein kulinarischer Kamikazepilot auf Butterbasis.

Aber heute beginnt der Teil, den das Stoffwechsel-Handbuch freundlich „Reduktionsphase" nennt – ich nenne es: Operation Löffelverzicht. Und ja, ich habe mir die Hardcore-Variante ausgesucht. Die mit Shakes. Nicht, weil ich muss. Sondern weil ich kann. Sie sind nicht zwingend nötig, aber sie beschleunigen den Gewichtsverlust – wie eine Rutschbahn in die Hosenweite darunter. Effizient.

Unbarmherzig. Geschmacklich irgendwo zwischen „geht schon" und „Baumarkt mit Vanilleduft". Ich hätte auch soft starten können. Hab ich nicht. Denn wenn schon hungern, dann bitte mit System.

FRÜHSTÜCK: SHAKE & SCHLUCKEN

Statt Rührei gibt's jetzt einen Shake. Der schmeckt wie Vanille mit einem Hauch von Baumarkt. Dazu ein paar weiße Kapseln, zwei grüne, ein Löffel Pulver in Wasser – und der aufrechte Wille, nicht zusammenzubrechen.

Ich trinke. Es ist… okay.

Kurz darauf höre ich meinen Magen murmeln: „Das war's? Ernsthaft?"

VORMITTAG: KOFFEINENTZUG UND KANTINENEINSAMKEIT

In der Arbeit trinke ich stilles Wasser und starre in meine Outlook-Termine. Neben mir tippt Jürgen auf seiner Tastatur und riecht verdächtig nach

Leberkäse. Ich denke an Mord – entscheide mich dann aber für Magnesium.

Sabine fragt, ob ich krank bin. Ich sage: „Nein, nur auf Entzug." Sie versteht nicht. Niemand versteht mich. Außer mein leerer Magen.

MITTAG: SHAKE NR. 2

Wieder Vanille. Diesmal mit eiskaltem Wasser angerührt, um Frische zu simulieren. Ich kaue auf einem Eiswürfel, um das Gefühl von Substanz zu erzeugen. Es funktioniert kurz. Dann bekomme ich Hirnfrost und spucke den Eiswürfel auf meine Tastatur. Beim hektischen Versuch, sie mit einem Tempotaschentuch vor dem Kurzschluss zu retten, erweitere ich meine PowerPoint-Präsentation um einen Absatz wirrer Buchstaben und Zeichen.

Tastatur gerettet. Präsentation auch. Ich spüle mit einem weiteren Satz Kapseln nach. Mein Körper denkt kurz, das sei Essen. Mein Hirn weiß es besser.

Nachmittag: Magen knurrt in Dolby Surround. Ich bin gereizt. Ich rieche Dinge, die nicht da sind. Ich bilde mir ein, die Gummibärchen aus dem Schreibtisch eines Kollegen flüstern meinen Namen. Ich ignoriere sie. Knapp.

ABEND: SHAKE & RESIGNATION

Shake Nummer drei. Und wieder Kapseln. Ich überlege kurz, ob man Shakes auch braten kann. Dann google ich

„Proteinshake als Suppe" – finde aber nur Fitness- Influencer, die dabei sehr glücklich aussehen. Ich vertraue ihnen nicht.

Ich gehe früh ins Bett. Nicht aus Disziplin. Aus purer Vermeidung. Mein Körper ist sauer – mein Hirn verlangt nach Kohlenhydraten.

Aber hey: Shaketag 1 überlebt. Und ich habe nicht mal geweint. Nur ganz kurz. Beim Pulverrühren.

TAG 2
DIE KUCHENKRISE

Ich bin in Phase 2, Tag 2 – und mein Körper entwickelt Fantasien, für die man früher exkommuniziert wurde. Ich träume von Brötchen mit Butter. Von Croissants mit Nutella. Von Käsekuchen, der meinen Namen ruft.

„Tim! Iss mich! Ich bin luftig, cremig und moralisch fragwürdig!"

Mein Gehirn antwortet: „Nein." Mein Magen: „Ja." Mein innerer Schweinehund: „Sag, Tim – was hat dir dieser Shake je gegeben?"

FRÜHSTÜCK: DIE ZWEITE – HEUTE MAL SCHOKO

Ich mache den Shake. Ich trinke den Shake. Ich verachte den Shake. Und dann schlucke ich brav meine Kapseln. Fühlt sich an wie das Morgenritual eines Mönchs mit Protein-Abo.

VORMITTAG: SABINES VERRAT

Sabine feiert Geburtstag. Sabine bringt Kuchen. Vier Sorten. Ich komme in die Küche und sehe: Donauwelle, Apfelkuchen, Käsekuchen und das ultimative Böse – Marmorkuchen mit Schokoguss.

Sabine sagt: „Du kannst doch heute ausnahmsweise ein Stück, oder?" Ich sage: „Ich darf gerade nicht mal an einem Rosinenbrötchen riechen." Sie sagt: „Das ist doch ungesund." Ich sage nichts. Ich gehe. Ich schwöre ihr leise Rache in Form eines Zucchinisalats.

MITTAG: SHAKE NR. 2 (MIT FRUSTGESCHMACK)

Heute schmeckt er besonders traurig. Vielleicht, weil ich nebenbei das Gabel-Kratz-Geräusch von Jürgen höre, wie er ein Stück Donauwelle zerteilt. Ich trinke schneller. Ich kaue auf der letzten Kapsel. Ich überlege, ob ich sie runterwürge oder als Trockenobst umdeklariere.

NACHMITTAG: INTERNE VERHANDLUNGEN

Ich führe ein Streitgespräch mit meinem inneren Schweinehund:

ICH: „Ab morgen sind es nur noch 19 Tage." ER: "Das sind 57 Mahlzeiten ohne Brot." ICH: "Aber ich fühl mich schon leichter."

ER: "Du fühlst dich leer. Das ist nicht dasselbe." ICH: "Halts Maul."

ER: "Ich bin du."

ABEND: SHAKE & NETFLIX

Ich gönne mir ein wenig Trost: Doku über Tierverhalten. Sehe, wie ein Panda 16 Stunden am Tag Bambus isst. Ich beneide ihn. Nicht um den Bambus – sondern ums Kauen. Danach wieder Supplements. Wieder Zähneputzen. Wieder früh ins Bett. Ich frage mich kurz, ob man vom Duft einer Donauwelle zunehmen kann.

Aber ich bleibe standhaft. Ich bin Tim. Und ich bin auf Kur. Nur Sabine und Jürgen nicht. Und das werde ich nie vergessen.

TAG 3
MAẞBAND UND MOTIVATION

Ich erinnere mich an Tag 1. Ich stand nackt auf der Waage, wie Gott mich schuf – nur mit schlechter Haltung und mehr Bauch. Dazu kam das Maßband: Brust, Bauch, Oberschenkel, Oberarme. Ich habe mich gefühlt wie eine menschliche Nähanleitung mit Dehnungsfugen.

Brust: zu viel
Bauch: eindeutig zu viel
Oberschenkel: sportlich nur im Umfang Oberarme: wie damals. Nur schwabbeliger.

Ich habe alles notiert. Tapfer. Objektiv. In krakeliger Handschrift, weil meine Hände leicht zitterten – vermutlich vom Schock oder vom Nutellakater.

Jetzt ist Tag 3. Und ich stehe wieder da. Gleicher Ort, gleiche Waage. Nur mit mehr Hoffnung und weniger Flüssigkeit.

GEWICHT: MINUS 1 KILO

Einerseits: Yeah! Es geht los! Andererseits: Das ist weniger, als mein Jogginganzug wiegt, wenn er nass ist.

Ich starre auf die Zahl. Sie bewegt sich nicht. Ich atme aus. Sie bewegt sich immer noch nicht. Ich neige mich vor, als könnte mein Blick sie nach unten hypnotisieren.

Vergeblich.

MAẞBAND-RITUAL: JETZT MIT SPANNUNG

Ich greife wieder zum Maßband. Brust: ein Zentimeter weniger. Bauch: zwei! Oberschenkel: ein halber. Oberarme: konstant – aber ich deklariere es als Stabilisierung auf hohem Niveau.

Ich notiere die Zahlen. Und spüre: Das motiviert. Irgendwie. Ich habe zwar Hunger. Ich habe schlechte Laune. Ich träume von Brot mit Butter. Aber hey:

Mein Bauch ist 2 cm kleiner. Das ist der Durchmesser von drei Gummibärchen!

Ich klatsche mir selbst imaginär auf die Schulter. Dann tut mir die Schulter weh – vermutlich fehlt Fett.

Fazit ▸

Ein Kilo weniger. Insgesamt 3 Zentimeter weniger. 27 Prozent mehr verbissener Optimismus. Ich bleibe dran. Ich bin Tim. Und ich habe heute keinen Kuchen gegessen.

Nicht mal angeschaut. Na gut. Ganz kurz. Aber nicht zu lang. Ich bin ja kein Tier.

TAG 4
CLUBLIGHT UND DIÄTBRUCH

Ich wache auf und fühle mich... gut. Vielleicht ist es Euphorie. Vielleicht sind es Halluzinationen. Vielleicht ist es einfach das erste Mal seit Tagen, dass ich in den Spiegel sehe und denke:

„Gar nicht so übel, Tim. Du bist zwar immer noch weich – aber strukturiert weich."

Ich beschließe: Ich muss raus. Unter Leute. Ins Leben. In den Club. Weil: Wer abnimmt, darf auch mal feiern. Weil: Ich hab 1 Kilo verloren und will es emotional kompensieren. Weil: Ich will sehen, ob man auch ohne Kohlenhydrate flirten kann.

DIE ENTSCHEIDUNG

Eigentlich darf ich keinen Alkohol. Der Stoffwechsel-Ratgeber sagt:

„Kein Zucker, kein Alkohol, keine Eskalation."

Aber ich sage: „Ein Wodka Soda ist doch wie ein flüssiger Shake. Nur mit Beats."

DER ABEND BEGINNT

Ich ziehe mein bestes Hemd an – das mit den zwei Knöpfen, die schon beim Atmen skeptisch werden. Ich fühle mich schlank. Vielleicht sogar sexy. Ich trinke einen Drink. Dann noch einen. Ich tanze. Ich schwitze. Ich lebe.

Und dann sehe ich sie. Dunkelblonde Haare, kurzes Kleid, lacht über einen DJ-Namen, den ich nicht kenne.

Ich sage irgendwas Witziges – sie lacht. Ich lache auch. Etwas zu sehr.

DER MOMENT

KNOPF! Der mittlere Hemdknopf, mein einziger verbliebener Stolz, verlässt mich im hohen Bogen – und landet zielsicher in ihrem Cocktailglas. Es macht klong. Sie schaut mich an. Dann ins Glas. Dann wieder mich an. Ich sage: „Das ist mein Signature Move.“ Sie sagt: „Respekt.“

Fazit ▸

- Ich habe Alkohol getrunken.
- Ich habe gelacht.
- Ich habe einen Knopf verloren.
- Ich habe ihre Nummer nicht bekommen.

Bad Karma? Vielleicht. Aber immerhin: Ich passe wieder in das Hemd. Na gut – fast.

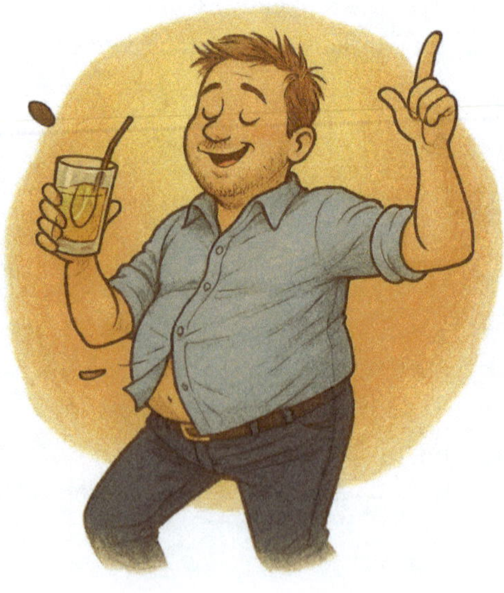

TAG 5
KATER, REUE UND RÜCKKEHR ZUR REALITÄT

Der Morgen danach – ich hasse alles. Mein Kopf dröhnt wie ein leerer Kühlschrank auf Maximalbetrieb. Mein Magen ist ein Karussell der Reue, und mein Mund fühlt sich an wie eine Mischung aus Pappkarton und Zimt.

„Nie wieder Alkohol", flüstere ich – das Standardmantra aller Idioten.

Ich drehe mich zur Seite. Da liegt mein Hemd. Mit einem offenen Knopfloch, das aussieht wie ein Vorwurf. Ich bin also offiziell der Typ, der einer Frau einen Cocktail versaut hat. Mit einem Knopf.

DER RÜCKBLICK

Es war schön. Es war wild. Es war falsch.

Die 21-Tage- Stoffwechselkur hat eigentlich keine Partyphase vorgesehen – und schon gar keine mit flüssigem Zucker.

Ich öffne den Kühlschrank. Darin: Wasser, Shakes, ein einsamer Brokkoli. Ich nehme den Brokkoli raus, stelle ihn auf den Tisch und starre ihn an. „Du bist meine Strafe."

DIE REUE

Ich mache einen Shake. Ich trinke langsam. Ich kaufe mir meine Würde mit jedem Schluck zurück. Ich nehme doppelt so viele Kapseln – aus symbolischen Gründen.

Dann öffne ich mein Stoffwechsel-Handbuch. Unter Kapitel „Ausrutscher" steht:

„FEHLER PASSIEREN.
ENTSCHEIDEND IST DIE RÜCKKEHR ZUR ROUTINE."

Ich bin also nicht raus. Ich bin nur einmal falsch abgebogen. Und das nennt man im echten Leben
„Erfahrung".

DIE RÜCKKEHR

Ich dusche. Lange. Heiß. Mit dem Gefühl, die Disco aus meinen Poren zu dampfen. Dann schlüpfe ich in meine Jogginghose – mein wahres Ich. Ich setze mich an den Tisch, trinke Pfefferminztee, lese das Etikett auf der Shake- Dose rückwärts und lächle.

Ich bin zurück. Vielleicht ohne Cocktailbekanntschaft. Vielleicht mit einem leicht beschädigten Leberwert. Aber auch mit einem Ziel. 21 Tage. 7 Kilo. Und hoffentlich kein weiterer Knopfverlust.

TAG 6
AUF DEM WEG ZUR LICHTGESTALT

Ich wache auf. Nicht mit knurrendem Magen oder dem üblichen Groll auf mein eigenes Leben, sondern… ruhig. Gelöst. Klar im Kopf. Fast ein bisschen verdächtig. Ich bleibe kurz liegen und frage mich, ob ich träume. Oder tot bin. Oder versehentlich auf einer Klangschale eingeschlafen bin.

Mein Körper fühlt sich leicht an. Also, nicht federleicht. Eher wie ein durchschnittlich gefüllter Wanderrucksack – aber im Vergleich zu vorher: Euphorie pur. Ich atme tief durch und bilde mir ein, dass meine Lungenflügel dabei applaudieren. Ich habe Energie. Kein Adrenalin, sondern dieses sanfte „Ich könnte heute einen Tee zubereiten, ohne direkt genervt zu sein"-Level an innerer Ruhe.

Ich gehe ins Bad. Der Blick in den Spiegel überrascht mich. Nicht, weil ich jetzt plötzlich ein Model bin, sondern weil meine Augen nicht mehr diesen

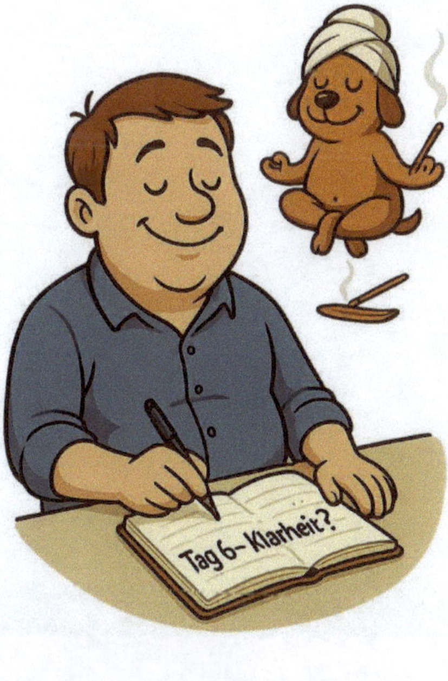

„Ich habe nachts heimlich Kohlenhydrate gegessen"-Ausdruck haben. Ich sehe wach aus. Fast ein bisschen… zufrieden. Als hätte mich jemand heimlich massiert. Mit Ayurveda. Und Ingweröl. Und Motivation.

In der Küche rühre ich meinen Shake an und denke plötzlich an Meditation. Nicht, weil ich sie praktiziere – sondern weil der Shake aussieht wie ein Zustand zwischen Geist und Brei. Ich trinke ihn bewusst. Und denke mir: Vielleicht bin ich ja gar nicht hungrig. Vielleicht war ich einfach nur zu viel.

Im Büro fragt niemand mehr, ob ich krank bin. Ich wirke anscheinend zum ersten Mal nicht wie eine ausgemergelte Karotte auf Entzug, sondern wie jemand, der Dinge mit Absicht macht. Jürgen sagt nichts. Er schaut nur. Und kaut leise sein Leberkäsbrötchen, als hätte es plötzlich Scham gelernt.

Ich bin präsent. Wach. Nicht high, aber irgendwas zwischen Detox und sanftem Stolz. Mein Schweinehund hat sich heute nicht gezeigt. Vielleicht macht er gerade Klangbad mit Räucherstäbchen.

Ich notiere mir: Tag 6. Erste Anzeichen von Klarheit. Mögliches Erwachen. Oder leichte Unterzuckerung mit spirituellem Einschlag. Aber angenehm. Sehr angenehm.

TAG 7

DAS OLFAKTORISCHE ERWACHEN

Ich weiß nicht, was genau in meinem Körper passiert, aber mein Geruchssinn hat plötzlich die Empfindlichkeit eines Drogenspürhundes auf Kururlaub. Ich laufe durch die Stadt und rieche alles. Ich meine: wirklich alles. Der Bäcker drei Straßen weiter? Ich weiß, was da gerade im Ofen ist. Die Dönerbude? Ich kann die Sauce mental analysieren. Sogar die Pommes in der Kantine – zwei Etagen über mir – flüstern mir zu. Es ist, als hätte mein Gehirn auf Notfallnahrungssuche umgeschaltet. Jedes Duftmolekül wird gescannt, katalogisiert und mit „Will essen, jetzt sofort"-Markierung versehen.

Als eine Kollegin sich ein Leberwurstbrot schmiert, kriege ich Gänsehaut. Nicht, weil ich Leberwurst mag – sondern weil sie riecht wie ein sonntäglicher Heimatfilm. Ich ertappe mich dabei, wie ich an meinem Glas Wasser schnuppere, in der Hoffnung auf einen Hauch von irgendwas. Es riecht nach… Enttäuschung.

Ich setze mich an meinen Platz und google heimlich, ob Menschen in Fastenzuständen übernatürliche Geruchsfähigkeiten entwickeln. Antwort: Ja, wahrscheinlich. Oder ich habe einfach Hunger und zu viel Fantasie.

Als Sabine mit einem Früchtetee vorbeiläuft, schnuppere ich kurz und sage: „Himbeer-Vanille, drei Minuten gezogen?"

Sie bleibt stehen und fragt misstrauisch: „Warst du mal Parfümeur?" Ich grinse. Ich bin nicht stolz, aber ich kann gerade zehn Teesorten am Geruch erkennen und weiß, wer auf der Etage heimlich Nüsse isst.

Ein sehr interessanter siebter Tag. Ich kann jetzt durch Wände riechen. Ich bin der Batman der Aromastoffe. Mein Schweinehund trägt einen Schinken um den Hals und flüstert: „Einmal durchatmen, Tim. Und dann den Verstand behalten." Ich versuche es. Tief durch die Nase. Riecht nach Büro. Und nach Brot. Immer noch. Verdammt.

TAG 8

REIZÜBERFLUTUNG IM SUPERMARKT

Eigentlich wollte ich nur Wasser kaufen. Und vielleicht Zucchini und dazu ein kleines Hühnerbrustfilet.

Stattdessen lande ich in einem emotionalen Minenfeld aus Backwaren, Fertigpizza und Demütigung.

Es beginnt harmlos. Ich betrete den Supermarkt mit aufrechter Haltung, Stoffwechselkur-konformem Einkaufszettel und der mentalen Stärke eines Shaolin- Mönchs. Ich habe genau drei Dinge vor:

Wasser. Zucchini. Gemüsesmoothie.

Was ich nicht bedacht habe: Der Eingang ist eine Mischung aus Tortenschlacht und Schlemmerhölle. Ich werde empfangen mit: einem Aufsteller mit Nussnougat- Creme im Sonderangebot einer Aktionsfläche voller Chips („3 für 2 – weil du's dir wert bist") und dem unvermeidlichen Brötchenduft aus der Inhouse-Bäckerei.

DER RÜCKSCHLAG

Mein Magen meldet sich sofort. Er macht ein Geräusch, das man nur aus alten Kriegsfilmen kennt. Mein Kopf beginnt zu verhandeln:

„Du könntest ja wenigstens dran riechen. Nur mal gucken. Es ist ja kein Essen, wenn man nichts kaut."

Ich widerstehe. Noch. Ich flüchte in die Gemüseabteilung, wo es sicher ist. Dachte ich. Doch auch dort wartet der Verrat: Zwei Kinder mampfen Bananen, während ihre Mutter Möhren scannt. Ich fixiere die Bananen. Eine fällt runter. Ich hebe sie auf. Kurz denke ich:

Was, wenn ich einfach...

Ich tue es nicht. Ich bin Tim. Ich bin stark. Ich kaufe Zucchini. Drei Stück. Sicherheitshalber.

DER GEMÜSEZOMBIE

Ich blicke mich weiter in der Gemüsewelt um und suche nach Grünzeug für einen Smoothie. Ich hasse zwar Gemüsesaft – er schmeckt wie flüssiger Kompromiss – aber besser als Wasser ist er allemal – also kaufe ich, was man dafür so braucht: Gurke, Paprika, Tomaten, Karotten, Äpfel (zwar kein Gemüse, aber sonst schmeckt's ja noch weniger) und Spinat (wenn auch widerwillig).

Ansonsten habe ich alles andere, was ich brauche, zu Hause: Pulver, Kapseln, Proteinshakes. Ich möchte nur ab und zu was Flüssiges, das schmeckt. Zur moralischen Abrundung sozusagen.

Dann passiert es. Ich sehe mich im Spiegel einer Kühltheke. Blass. Augenringe. Einen großen Gemüsebeutel auf dem Arm wie ein Baby. Und an den Fingern baumelnd, mehrere Beutel mit Tomaten und Äpfeln.

Ich bin kein Mensch mehr. Ich bin ein Gemüsezombie ohne Einkaufswagen und mit zu wenig Fingern für all die Tüten.

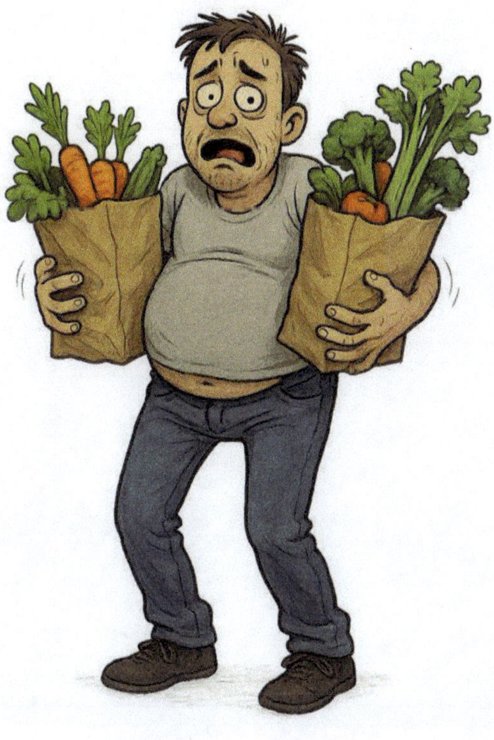

DIE ESKALATION

An der Kasse steht vor mir ein Mann mit einem riesigen Einkaufsberg. Fertiglasagne. Bier. Mousse au Chocolat. Grillwürste. Ich schaue. Ich zähle. Ich verurteile. Und dann beneide ich.

Er dreht sich um, sieht meinen Wagen, sieht den Gemüseberg und sagt:

„Oh. Wieder Diät?"

Ich nicke. Er lächelt. Ich lächle zurück. Und innerlich denke ich: „Wenn du wüsstest, was ich für dieses Grünzeug alles geopfert habe."

Ich zahle. Ich verlasse den Laden. Ich atme tief ein. Der Wind riecht nach Gebäck. Ich beschleunige den Schritt.

Zuhause: Shake. Kapseln. Wasser. Jogginghose. Ich habe den Tag überlebt. Und nur ganz kurz über eine Banane nachgedacht.

TAG 9

DER MAGISCHE SPIEGEL

Heute war ich zum ersten Mal seit Tagen guter Dinge. Nicht euphorisch. Aber stabil. Ich habe morgens sogar gepfiffen. Und zwar beim Shake-Zubereiten. Es klang wie Hoffnung in Dur.

Der Blick in den Spiegel hat mich nicht sofort in eine Sinnkrise gestürzt. Mein Gesicht sieht schmaler aus.

Vielleicht bilde ich mir das ein. Vielleicht ist es aber auch einfach die Tatsache, dass ich mich seit drei Tagen nicht mehr beim Zähneputzen dabei beobachte, wie mir der Hals verschwindet.

DAS SELBSTBILD SCHWANKT

In einem Moment fühle ich mich wie ein neugeborener Schmetterling, der bald aus seiner Speckpuppe schlüpft. Im nächsten Moment denke ich: „Du hast einen Liter Selleriesaft getrunken und findest das inzwischen normal. Such dir Hilfe." Ich schwanke zwischen Stolz und Stockholm-Syndrom.

BÜROTAG MIT BAUCHGEFÜHL

Im Büro ist es ruhig. Jürgen fragt, ob ich was abgenommen habe. Ich sage: „Vielleicht ein bisschen." Er sagt: „Man sieht's an den Wangen." Ich überlege, ob das ein Kompliment ist oder ein Hinweis auf Wasserverlust.

Sabine bringt Rohkost mit. Ich traue dem Frieden nicht. Dann sehe ich: Paprika, Karotten, Gurken. Ich beiße in eine Gurkenscheibe und will weinen. Nicht vor Freude. Sondern vor der Erinnerung an Chips. Aber dann passiert's.

DER SPIEGELMOMENT

Ich gehe am Nachmittag aufs Klo – ganz harmlos. Was ich nicht erwarte: Ich bleibe vor dem großen Spiegel im Waschraum stehen. Schaue. Drehe mich. Spanne unauffällig den Bauch an. Und sehe… etwas.

Taille.

Nicht viel. Aber mehr als vorher. Oder besser gesagt: weniger als vorher. Ich sehe aus wie ich – aber ein bisschen optimiert. Die Hose rutscht leicht. Der Gürtel hat ein neues Loch verdient.

Ich lächle. Nur kurz. Denn plötzlich kommt Stefan aus der Nachbarabteilung rein. Ich erschrecke, tue so, als würde ich mir die Hände waschen. Dabei war ich längst fertig.

„Guter Spiegel, was?“, sagt er. „Geht so“, sage ich. Wir nicken uns zu. Männer. Kommunikation am Limit.

FAZIT DES TAGES

Ich habe nichts gebrochen. Keine Regel. Keine Disziplin. Und ich habe keine Hose zerrissen. Ich bin einen Schritt weiter. Vielleicht einen halben. Aber ich hab ihn selbst gemacht.

Und morgen? Morgen finde ich vielleicht raus, ob dieser neue Schatten unter meiner Wange wirklich ein Ansatz von Kiefer ist. Tag 9 – bestanden. Spiegel inklusive.

TAG 10

ZWISCHENBILANZ UND TREPPENWITZ

Zehn Tage. Ich habe zehn Tage überlebt. Zehn Tage ohne Brot, ohne Käse, ohne Schokolade. Ich bin nicht stolz, ich bin verwundert. Aber ich stehe heute Morgen vor der Waage wie ein Mann, der gleich etwas sehr Wichtiges herausfinden wird. Etwa wie Indiana Jones – nur in Unterhose.

Ich atme aus. Ich stelle mich drauf. Ich schaue. Ich blinzele. Ich trete kurz runter, schüttele mich, stelle mich wieder drauf. Dann notiere ich:

- -2,8 Kilogramm
- Ich grinse. Nicht breit, aber ehrlich. Und ich messe.
- Bauch: -3,5 cm
- Brust: -2 cm
- Oberschenkel: -1,5 cm
- Oberarme: immer noch da – und vielleicht einen Hauch definierter

Ich ziehe meinen Gürtel enger. Ein Loch. Ich trage es wie eine Medaille.

FRÜHSTÜCK MIT SIEGERPOSE

Der Shake schmeckt heute fast erträglich. Vielleicht liegt es am Erfolg, vielleicht an meiner wachsenden Fähigkeit zur Selbstverblendung. Ich nehme meine Kapseln, strecke mich, atme tief durch – und denke: „Ich bin offiziell leichter. Und zwar nicht nur innerlich."

AUF DEM WEG ZUR ARBEIT: DAS TREPPENHAUS

Ich wohne im dritten Stock. Normalerweise nehme ich den Aufzug. Heute denke ich: „Du bist ein neuer Mensch. Du gehst."

Nach der ersten Etage bereue ich alles. Mein Bein zuckt. Mein Magen flucht. Mein Hirn ruft: „Wen willst du beeindrucken?!“ – Ich ignoriere es. Ich gehe weiter. Schritt für Schritt.

Im zweiten Stock treffe ich Herrn Brockmann aus dem vierten. Rentner. Strenger Blick. Immer zu Fuß unterwegs, weil er „dem Aufzug nicht traut“.

Er sieht mich, bleibt stehen, mustert mich.

„Na, auf Diät?“

Ich bin perplex. Will nicken, will reden, will sagen: „Nein, Stoffwechselkur, ganzheitlich, mit Shake und Disziplin“ – aber sage dann einfach:

„Ein bisschen.“

Er sagt: „Man sieht's. Du wirkst irgendwie... kompakter.

Straffer. Und du schnaufst nicht mehr wie ein kaputter Blasebalg.“

Dann geht er weiter. Ich bleibe auf halber Treppe stehen. Atme. Und merke: Er hat recht. Ich bin hochgelaufen. Ohne Drama. Ohne Sauerstoffzelt.

IM BÜRO: KLEINE ANERKENNUNG, GROSSE WIRKUNG

Sabine fragt, ob ich ein neues Hemd trage. Ich sage: „Nein, das alte. Es spannt nur nicht mehr.“ Jürgen nickt. Sagt nichts. Reicht mir Wasser. Männerkompliment deluxe.

ABENDLICHE RÜCKSCHAU

Ich stehe nochmal vor dem Spiegel. Ich sehe mich an. Ich sehe Fortschritt. Nicht nur am Körper, sondern in der Haltung. Ich stehe aufrechter. Ich denke freundlicher über mich. Ich glaube: Ich kann das durchziehen.

Ich bin Tim. Ich bin zehn Tage dabei. Und ich habe heute freiwillig die Treppe genommen. Das ist mehr, als man von vielen sagen kann.

TAG 11

DIE HALLUZINATION

Es beginnt harmlos. Ich trinke meinen Shake, nehme meine Kapseln, starre ein bisschen ins Nichts. Ganz normaler Morgen im Leben eines Mannes, der seit elf Tagen kein Kaugummi mehr hatte.

Doch dann – beim Zähneputzen – sehe ich es. Eine Bewegung. Seitlich im Spiegel. Schnell. Schattig. Ich zucke zusammen.

„Sabine?"

Nein. Ich bin allein. Oder?

Ich blinzele. Und da steht er: Mein innerer Schweinehund. In voller Größe. Flauschig. Ein bisschen speckig. Mit Flip-Flops und einem Tanktop, auf dem „Low Carb = Low Life" steht.

Er: „Na, Digga. Wie läuft's mit dem Gemüsewasser?" Ich: „Du bist nicht echt."

Er: „Sagt der Typ, der freiwillig Pulver trinkt."

Ich bin nicht sicher, ob ich halluziniere oder einfach die mentale Schwelle zur Esoterik überschritten habe. Aber ich rede mit ihm. Laut.

DER TAG MIT DEM SCHWEINEHUND

Er folgt mir. In die Küche. Ins Bad. Ins Büro. Er läuft neben mir, wenn ich gehe. Und sitzt auf meinem Schreibtisch, während ich E-Mails beantworte. Niemand sonst scheint ihn zu sehen. Vielleicht, weil er sich immer hinter Topfpflanzen versteckt.

Er (flüsternd): „Sag Jürgen, er soll dir Chips mitbringen.

Nur einen kleinen Beutel. Testzwecke."

Ich ignoriere ihn. Ich schreibe Mails. Ich trinke Wasser.

Ich google *"innere Stimmen bei Unterzuckerung"*. Die Ergebnisse beunruhigen mich.

NAH AM WAHNSINN

Im Konferenzraum läuft eine Präsentation mit nüchternen Balkendiagrammen zu den Quartalszahlen. Ich starre auf die Leinwand – und plötzlich sehe ich Lasagne.

Kein Witz. Mein Gehirn, ausgehungert und offenbar leicht verzweifelt, verwandelt das Balkendiagramm in eine Auflaufform. Die oberste Linie wirkt wie geschmolzener Käse, goldbraun und knusprig. Ich blinzle. Sieht immer noch lecker aus. Mein innerer Schweinehund lehnt sich

gemütlich zurück.

„Wenn da jetzt noch Béchamelsauce drüberläuft, verlässt du den Raum, Tim."

Ich lache. Laut. Zu laut. Alle drehen sich zu mir. Ich winke ab.

„Sorry. Ich hab... an was anderes gedacht."

Kein Lächeln im Raum. Nur Zahlen. Nur PowerPoint. Nur Hunger.

Draußen fährt ein Lieferdienst-Roller vorbei. Ich bilde mir ein, den Duft von Pizza zu riechen. Eine mit Salami, heiß und weich und voller Kohlenhydrate. Ich glaube kurz, sie winkt mir zu. Ich winke zurück. Sabine sieht es. Sie hebt eine Augenbraue und schreibt sich irgendwas auf.

Später, auf dem Weg zur Kaffeemaschine, sehe ich im Papierkorb eine Breze. Halb gegessen, halb dramatisch drapiert, wie ein tragisches Symbol verlorener Kohlenhydrate. Ich bleibe kurz stehen. Nicht, um sie zu essen. Nur um... zu beobachten. Mein Schweinehund

applaudiert stumm.

Ich gehe weiter. Trinke Wasser. Und esse eine Gurkenscheibe zur Bestrafung. Mein Chef kommt vorbei.

„Tim, du wirkst heute sehr konzentriert." Ich nicke.

„Ich fokussiere mich auf das Wesentliche."

Was ich meine: durchhalten. Nicht sabbern. Nicht zusammenbrechen. Und ganz sicher keine halbe Breze adoptieren.

DER ABEND WIRD SELTSAM

Ich bin zuhause. Ich habe den ganzen Tag nichts falsch gemacht. Kein Zucker. Kein Brot. Kein gar nichts. Aber mein innerer Schweinehund tanzt. Mit Kopfhörern. Zu „Eye of the Tiger".

Er: „Tag 11. Du bist über den Berg. Oder komplett drunter."

Ich setze mich auf die Couch. Ich schaue ihn an. Er grinst. Ich grinse zurück.

Und dann, ganz leise, sagt er:

„Ich bin stolz auf dich, Tim." Und verschwindet.

Ich sitze da. Auf dem Sofa. Mit geschnetzelter Paprikaschote und dem Gefühl, dass irgendetwas richtig läuft.

Tag 11 – bestanden. Trotz imaginärem Haustier.

TAG 12
DER TAG DER TÖPFE

Ich wollte eigentlich nur Gemüse dünsten. Mehr nicht. Kein Drama. Kein Rückfall. Nur Zucchini mit etwas Karotten, ganz laut Plan. Aber Tag 12 hatte andere Pläne.

Es beginnt mit dem Kochtopf. Ich habe ihn seit Studienzeiten. Er hat Spaghetti, Chili, Dosenravioli und einen kompletten Hefezopf überlebt. Aber heute streikt er. Der Deckel klemmt. Der Boden wackelt. Der Griff quietscht, als wolle er mir etwas mitteilen.

Ich ignoriere es. Ich bin in der Kur. Ich bin diszipliniert. Ich würfle Zucchini und zupfe Blumenkohlröschen. Ich dünste Gemüse. Heute bleib ich vegetarisch und dampfgare wie ein Zen-Koch.

UND DANN KAM DER KNALL

Dann ruft Sabine an. Per Videochat. Warum, weiß ich nicht – aber sie sieht, was ich tue.

Sabine: „Oh, du kochst? Das ist neu." Ich: „Ich dämpfe. Das ist ein Unterschied."

Sabine: „Aha. Nennst du das jetzt so, wenn du Gemüse quälst?"

Ich lache. Sie lacht. Der Blumenkohl nicht. Dann kippt alles. Der Deckel hebt ab wie eine

Raumkapsel auf Escape-Modus. Es zischt, dampft, pfeift – mein Küchenfenster beschlägt von innen wie ein finnischer Saunaraum. Ich greife nach dem Griff, verbrenne mir fast die Finger, reiße den Topf von der Platte und stolpere rückwärts gegen den Kühlschrank.

Der Blumenkohl fliegt. In Zeitlupe. Eine Zucchinischeibe landet in meinem Tee. Eine zweite klebt an der Wand wie ein aggressiver Smiley. Sabine ruft entsetzt: „Was war das?!"

Ich: „Ein Selbstreinigungsprozess. Spirituell."

DER EMOTIONALE FALLOUT

Ich sitze auf dem Boden. Der Topf liegt neben mir wie ein erschöpfter Gladiator. Blumenkohlgeruch hängt in der Luft. Meine Brille ist beschlagen, mein Ego lädiert. Ich habe keine Lust mehr. Auf Dämpfen. Auf Gemüse. Auf das Wort „leicht verdaulich".

Ich öffne das Fenster. Ich schaue raus. Unten fährt schon wieder ein Lieferdienst vorbei. Ich sehe Pizzakartons auf dem Sozius. Ich glaube, sie haben mir zugezwinkert.

Ich rufe eine Pizzaseite auf. Nur gucken! Ich scrolle.

Margherita. Salami. Vier Käse. Acht Käse. Achtung, Käse! Ich spüre den Speichelfluss eines Pavianbabys bei Bananensichtung.

Ich schließe die Seite. Ich atme durch. Ich kaue eine gedämpfte Zucchini. Mit der Bitterkeit eines Mannes, der das Duell gegen eine Teigscheibe knapp verloren hat.

UND DANN: DER MOMENT

Ich räume auf. Ich wasche ab. Ich rede mit dem Topf. Ich sage: „Wenn du morgen nochmal so ein Theater machst, dann kommst du weg. Ich schwöre bei meinem nächsten Shake." Ich glaube, er hat's verstanden.

Abends schreibe ich Sabine:

„Ich glaube, ich bin heute offiziell in die Phase der Zucchini-Überforderung eingetreten."

Sie antwortet nur:

„Du schaffst das!"

Ich trinke meinen Shake. Ich lächle. Ich schaue aus dem Fenster. Und ich schwöre, irgendwo in der Ferne schreit ein anderer Mann gerade seinen Gemüsehobel an.

Tag 12 – überlebt. Mit Dampfschwaden, Stolz und leicht angebranntem Blumenkohl.

TAG 13
DER DURCHBRUCH

Es ist der 13. Tag. Statistisch gesehen müsste heute etwas schieflaufen. Oder explodieren. Oder beides. Aber stattdessen ... fühle ich mich gut. Also nicht „Joggen-ist- mein-Hobby"-gut, sondern „ich-habe-den-Gemüsehobel- überlebt"-gut.

Ich bin leicht. Nicht nur körperlich. Auch geistig. Ich atme anders. Weniger gehetzt. Ich denke klarer. Und ich bilde mir ein, dass meine Haut ein wenig weniger grau ist. Vielleicht war das ganze Gemüse doch nicht nur psychologische Folter.

DAS WUNDER AM MORGEN

Ich wache auf und fühle keinen Hunger. KEINEN. Ich weiß nicht, ob ich erleuchtet bin oder einfach vergessen habe, was Essen ist. Vielleicht ist das das, was die Broschüre mit „Stoffwechselaktivierung" meint. Oder ich bin in die letzte Phase eingetreten: Gemüse-Trance.

Ich mache meinen Shake. Ich trinke ihn. Ohne innere Widerworte. Ohne Sarkasmus. Mein innerer Schweinehund meldet sich nicht. Ich glaube, er schläft noch. Oder er hat mich verlassen. Vielleicht ist er jetzt bei Sabine.

MITTAGSPAUSE MIT EFFEKT

In der Kantine riecht alles fettig. Ich gehe mit meinem Pfefferminztee in den Innenhof. Die Sonne scheint. Ich setze mich hin. Atme. Und dann passiert es: Jürgen kommt raus, schaut mich an und sagt:

„Du siehst... wach aus. Irgendwie clean. Wie entstaubt." Ich grinse. Dann sagt er:

„Machst du das jetzt für immer?“ Ich sage:

„Nein. Ich habe noch acht Tage. Danach werde ich drei Tage lang Kartoffeln umarmen.“

Wir lachen. Ich trinke meinen Tee. Ich genieße die Ruhe.

In meinem Kopf läuft Fahrstuhlmusik.

DER ABEND MIT MIR SELBST

Ich lege eine Gurkenscheibe auf meine Stirn. Nicht zum Essen. Einfach nur, weil es sich cool anfühlt. Ich liege auf dem Sofa. Ich denke nichts. Ich bin nichts. Ich bin ein leerer Shakebecher mit Seele.

Ich versuche zu meditieren, aber mein Magen gurgelt im Takt einer asiatischen Entspannungs-Playlist. Ich nehme es als Zeichen kosmischer Harmonie. Oder Restgas aus allerlei Kohlsorten.

Zur Belohnung falte ich meine Wäsche. Langsam.

Bewusst. Mit der Gelassenheit eines Zen-Mönchs in einem Bioladen. Ich finde ein altes T-Shirt, das ich seit Monaten nicht tragen konnte. Ich ziehe es an. Es passt. Fast. Also: es spannt nicht. Also nur ein bisschen. Aber ich deklariere es offiziell als Erfolg.

Ich schreibe in mein kleines Kur-Tagebuch: „Tag 13: kein Ausraster, kein Rückfall, kein Knopfverlust.“

Ich gehe früh ins Bett. Ohne Drama. Ohne Dialog mit imaginären Tieren. Ohne Pizza-Gedanken. Tag 13.

Stoffwechselkur funktioniert. Vielleicht zu gut. Vielleicht bin ich jetzt Gemüse.

TAG 14

HAMPELMÄNNER, HYSTERIE UND EIN HUND MIT STIRNBAND

Es beginnt mit einem Schuldgefühl. Kein großes. Eher so ein kleines, schmieriges Gefühl in Jogginghosengrau das sich langsam zwischen Frühstücksshake und Spiegelbild drängt.

„Vielleicht… könntest du mal was für deine Fitness tun?“, murmelt mein schlechtes Gewissen, während ich versuche, mit einem Löffel den letzten Rest Vanillepampe aus dem Messbecher zu kratzen.

Ich ignoriere die Stimme. Doch dann erscheint er. Mein innerer Schweinehund.

Aber diesmal ist er anders. Nicht sabbernd, lethargisch und sarkastisch wie sonst.

Nein – er trägt ein Stirnband, ein Funktionsshirt und eine Trillerpfeife.

„Los, Tim! Warm-up! Drei Runden Hampelmänner! Jetzt wird gepumpt!“

„Was zur Hölle...?“

„Du wolltest Fortschritt. Ich bin dein Fortschritt. Hol die Yogamatte, du emotionaler Proteinpudding!“

Ich gehorche. Weil ich neugierig bin. Und weil ich nicht möchte, dass ein imaginärer Hund mich als Pudding bezeichnet.

DER SPORTLICHE AUFTAKT – ODER SCHEITERN MIT STIL

Ich rolle meine Yogamatte aus. Sie riecht nach Keller. Ich nehme es als Zeichen.

Aufwärmen. Drei Hampelmänner. Danach Pause. Ich keuche, als hätte ich einen Laubbläser verschluckt.

„Was war das denn?“, bellt der Hund.

„Ein Vorgeschmack auf deinen Rentenbescheid?“

Ich mache weiter. Kniebeugen. Ich knirsche bei jeder Bewegung. Ob die Knie oder mein Stolz, ist unklar. Planke. Ich halte durch. Ganze 18 Sekunden. Dann kollabiere auf der Matte und schwitze wie ein Teebeutel im Whirlpool.

MENTALE MOTIVATION VOM HUNDE-COACH

„Tim, weißt du, was du bist?“, fragt der Hund.

„Ein Hormonwrack?“

„Nein. Du bist ein Rohdiamant. Nur halt aus leichtem Schmelzkäse. Aber wir kriegen das hin.“

Er hat einen Trainingsplan. Und ein Whiteboard. Und eine Pfeife, mit der er jedes Mal quietscht, wenn ich versuche, mich hinzusetzen.

Ich trinke Wasser. Er sagt:

„GUT! Flüssigkeit ist wichtig! Schwitzen ist Fortschritt in Tropfenform!“ Ich denke an Pizza.

DAS FENSTER ZUM HOF

Ich öffne das Fenster, weil ich kurz davor bin, innerlich zu verkochen. Im Haus gegenüber steht mein Nachbar mit seiner Zigarette am Fenster. Er sieht mich im Wohnzimmer hampeln.

Unsere Blicke treffen sich. Im selben Moment rutsche ich bei einem Ausfallschritt auf einem herumliegenden Kissen aus. Mein Nachbar winkt. Ich winke auch. Mit letzter Würde.

ENDE DES TRAININGS: MIT STOLZER HÜHNERBRUST

Nach 35 Minuten bin ich durch. Im doppelten Sinne. Mein T-Shirt könnte als Feuchttuch durchgehen, meine Haare stehen wie ein explodierter Kräuterbusch. Aber mein Puls lebt. Und ich auch.

Der Schweinehund grinst.

„Gar nicht so schlecht, Fitnesswurst. Du bist offiziell ein aktiver Teilnehmer deines eigenen Lebens.“

„Danke… Ich glaube?“

Ich belohne mich mit fettfrei gebratener Hühnerbrust und einem Salat. Es schmeckt göttlich, geradezu spektakulär. Vielleicht, weil ich es mir verdient habe.

Vielleicht, weil mein Gehirn langsam weichgekocht ist.

ABENDS: MUSKELKATER UND MILDE SELBSTACHTUNG

Ich liege auf dem Sofa und spüre Muskeln, von denen ich dachte, sie hätten längst gekündigt. Aber ich spüre auch: Ich bin auf dem Weg. Langsam. Unter Schweiß. Und mit einem imaginären Hund, der in der Ecke Liegestütze macht und schon wieder „Eye of the Tiger“pfeift.

Morgen ist Tag 15. Ich bin praktisch schon fast auf der Zielgeraden, rede ich mir wenig erfolgreich ein. Vielleicht schaffe ich's bis dahin, die Yogamatte wieder aufzuräumen. Oder wenigstens, sie nicht mehr als Liegefläche für emotionale Krisen zu nutzen.

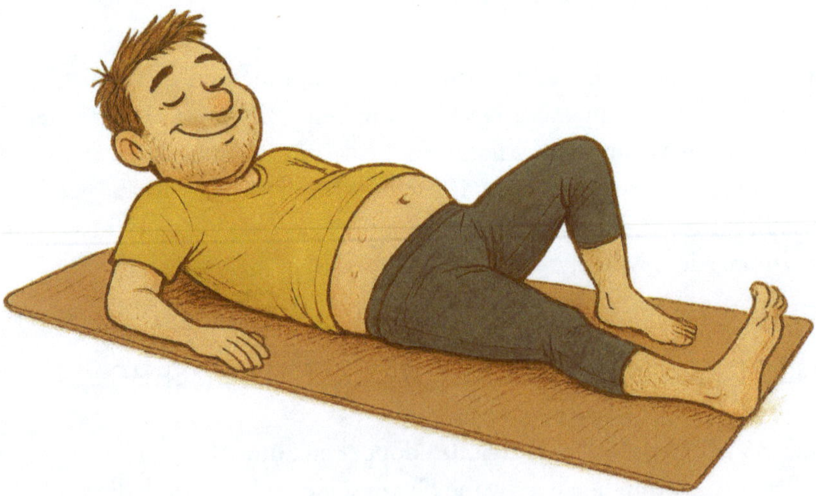

TAG 15

LOB, LICHTBLICKE UND LATENTE PANIK

Ich betrete das Büro wie jeden Morgen: mit mildem Shake- Atem, einer Spur Vanille unter der Nase und der stillen Hoffnung, dass heute niemand Kuchen mitbringt.

Doch heute liegt etwas in der Luft.

Und ausnahmsweise ist es nicht Sabines Parfüm mit der Duftnote „Aprikosenmousse an Neuwagenleder", sondern... Aufmerksamkeit.

BÜRO-UPGRADE

„Hast du abgenommen?", fragt Jürgen.

Ich starre ihn an.

„Oder bist du einfach besser gebügelt?"

„Beides", sage ich.

Wir lachen. Es ist irritierend freundlich. Sabine kommt dazu, beäugt mich wie ein frisch lackiertes Auto.

„Du wirkst... irgendwie definierter. Hast du angefangen zu atmen beim Sitzen?"

„Ich trainiere, klar", sage ich.

„Kauen verlernt, aber Hampelmänner gelernt."

Sie grinst. Ich auch. Ich werde sozial akzeptiert. Es fühlt sich an wie Pubertät – nur mit Eiweiß.

KÜCHENMOMENT

Im Pausenraum treffe ich die Teamleiterin. Sie nippt an einem Smoothie mit mehr Kalorien als mein Tagesplan erlaubt und fragt:

„Tim, du siehst richtig gut aus. Machst du so eine Kur?" Ich nicke.

„Ja, Stoffwechselkur. Mit fettarmer Ernährung, Disziplin und innerem Schweinehund im Traineroutfit."

Sie lacht, schreibt sich irgendwas auf ein Post-it und murmelt: „Vielleicht sollte ich auch mal was machen."

Für einen Moment bin ich Versuchung. Ich, Tim – offiziell nicht mehr nur Kuchenverweigerer, sondern… möglicherweise Vorbildmaterial.

UNERWARTET AUF AUGENHÖHE

Am Nachmittag arbeite ich an einer Präsentation, als mich Sabine kurz antippt.

„Ehrlich, Tim. Ich dachte, du brichst spätestens an Tag fünf. Aber du ziehst das wirklich durch. Respekt."

Ich schaue sie an. Nicht auf den Bildschirm. Nicht in meine Nährstoffliste. Nur sie. Und ich. Und die stille Erkenntnis: Manchmal ist das größte Lob kein Applaus – sondern echtes Erstaunen.

ABENDS

Ich laufe heim. Ohne Musik. Ohne Podcasts. Nur ich, mein Rucksack und ein leichter Wind, der mein Shirt ein bisschen wehen lässt. Ein Typ im Vorbeigehen nickt mir zu. Vielleicht aus Versehen. Vielleicht, weil ich einfach… normal aussehe. Ich lächle. Nicht stolz. Nicht eitel. Einfach still zufrieden. Kurz darauf ploppt eine Nachricht in der Teamgruppe auf:

„Grillen bei Sandra morgen Abend – alle bringen was mit! Tim, bitte wieder was Gesundes 😁"

Ich seufze. Soziale Interaktion, Level zwei. Diesmal mit glühender Kohle, Bratwurstduft und der großen Gefahr, dass irgendjemand ein Fotoalbum dabei hat. Aber was soll's. Ich hab Brokkoli. Und Selbstbewusstsein. Zumindest eines von beidem hält bis morgen.

TAG 16
GLUT, GESTÄNDNISSE UND EIN FOTO

„Bring bitte was Gesundes mit", hatte es in der Gruppenmail zum Grillabend geheißen. Ich fühlte mich direkt angesprochen. Nicht nur, weil ich inzwischen Gemüse in 37 Darreichungsformen kannte, sondern weil Sabine in der Zeile darunter noch schrieb:

„Tim, du weißt ja, was du darfst 😏."

Ich verfluchte sie leicht. Und packte Brokkoli ein. Rohen Brokkoli. In einer Glasschüssel. Mit einem kleinen Schild, auf dem mit Filzstift geschrieben stand: „Nicht traurig gucken – der hat Gefühle!" Um ein wenig Grillgefühl aufkommen zu lassen, gab's noch ein paar Rinderfiletspitzen mit dazu.

RAUCH UND RÜCKSCHLÄGE

Es riecht nach Würstchen, Bier und Selbstaufgabe.

Ich trete auf den Balkon der Kollegin, wo ein elektrischer Tischgrill steht, der aussieht, als könne er höchstens Traubenzucker karamellisieren.

Aber er schafft es, meine Brokkoliröschen in Kohle zu verwandeln und die Filetspitzen in Schuhsohlen. Die Grillschale mit Halloumi gehört bereits Sabine – ich hatte lederbesohlten Burned-Brokkoli exklusiv.

Sabine kaut auf einem Nudelsalat herum, der mehr Mayonnaise enthält als Nudeln, und bietet mir „nur ein Gabelspitzchen" an. Ich lehne ab. Nicht weil ich standhaft bin, sondern weil ich Angst habe, dass ein einziger Löffel mich weinend zu einem Eiersalat führt.

Jürgen beißt herzhaft in ein Steak, während er mich anschaut wie ein Veganer auf der Jagdmesse.

Ich trinke stilles Wasser und lächle wie jemand, der das Leben durch einen Filter aus Omega-3 betrachtet. Und während alle in Würze schwelgen, kaue ich innerlich auf Selbstdisziplin.

DAS FOTO

Und dann passiert es.

Sabine lacht, scrollt auf ihrem Handy – und ruft:

„Ey Tim, guck mal! Ich hab letztens das Bild gefunden, das wir bei deinem ersten Tag im Büro gemacht haben!"

Ich will „nein" sagen. Ich will „bitte nicht" sagen. Aber ich sage gar nichts.

Sie zeigt es rum. Da ist er: der alte Tim. Mehr Bauch, weniger Kinn. Ein Hemd, das spannte. Ein Blick, der resigniert. Und irgendwo in der Ecke: eine Butterbreze.

Alle lachen.

Nicht böse. Nicht gemein. Aber ehrlich.

Und ich?

Ich sehe mich an – diesen alten Ich-Typen – und spüre eine Mischung aus Scham, Stolz und dem dringenden Wunsch, mit einem Brokkolistängel gegen mein früheres Selbst zu kämpfen.

„Krass, wie du dich verändert hast", sagt Jürgen.

„Respekt", murmelt jemand.

Sabine nickt. „Ich mochte dich auch vorher. Aber jetzt… strahlst du mehr."

Ich sage nichts. Aber mein Gesicht macht dieses Ding mit den Wangen, das früher selten vorkam. Ich lächle.

SPÄTER, ALLEIN AUF DEM HEIMWEG

Ich trage meine leere Glasschüssel nach Hause.

Sie klappert leicht im Jutebeutel, als wolle sie sagen:

„Du hast heute mehr geschafft, als du denkst."

Ich weiß nicht, ob das stimmt. Aber ich weiß: Ich bin nicht mehr der Typ vom Foto. Und der Brokkoli war vielleicht schwarz – aber mein Humor ist hellgrün und ziemlich lebendig.

TAG 17
DIE SACHE MIT DEM SESAMBRÖTCHEN

Ein grauer Morgen, ein lauwarmer Shake, und der dumpfe Nachgeschmack von verkohltem Brokkoli in der Erinnerung. Ich war müde. Nicht nur körperlich – auch emotional. Selbst mein innerer Schweinehund, der sonst immer irgendwo flapsige Kommentare abgab oder sich an imaginären Würsten verschluckte, war heute still.

Verdächtig still.

Ich saß in der Bäckerei. Nicht aus Bosheit, sondern aus Geografie. Der Weg zur Arbeit führte direkt vorbei, und ich wollte nur ein Wasser. Still. Gekühlt. Unverbindlich. Nichts, was mit Schuld oder Kalorien zu tun hatte. Und dann geschah es.

DER BRÖTCHENMOMENT

In der Auslage lag ein frisches Sesambrötchen. Nicht irgendeines. Das Brötchen. Goldbraun. Warm. Mit kleinen glänzenden Samen, die wie Morsesignale der Sünde funkelten. Ich stand da, starb ein bisschen innerlich – und kaufte es. Nicht, um es zu essen. Natürlich nicht. Nur halten. Einfach mal... fühlen.

Es war weich. Es war warm. Und, ich schäme mich ein wenig – es war erotisch. Ich hielt es wie ein Relikt aus besseren Zeiten. Vielleicht hätte ich es streicheln sollen. Stattdessen biss ich hinein. Nur ein kleines Stück. Fast symbolisch. Und doch: Es war eindeutig ein Biss. Der Geschmack war absurd gut. Nicht, weil es besonders gewürzt oder besonders fluffig war. Nein, es schmeckte nach Verbot. Nach Kontrollverlust in goldener Teighülle. Ich kaute langsam, während die Schuldgefühle in der Speiseröhre warteten wie auf den nächsten Bus.

„Du wolltest doch…“, sagte eine innere Stimme. „War nur ein Brötchen“, antwortete ich trotzig. „Und was kommt als Nächstes?“, krächzte das schlechte Gewissen. „Croissants? Gefüllte Berliner? Lasagne auf dem Beifahrersitz?!“ Ich spuckte den letzten Rest in eine Serviette. Das Brötchen wanderte in meine Tasche. Dann in den nächsten Mülleimer.

DER STILLE ZEUGE

Am Schreibtisch erschien er wieder – mein innerer Schweinehund. Sonnenbrille, Donut in der Pfote, keine Lust auf Smalltalk. Er sagte nichts. Schaute nur. Lang. Dann:

„War's das wert?“ Ich senkte den Blick.

„Nein.“ Er nickte. Und verschwand. Es tat mehr weh, als der Biss geschmeckt hatte.

PULVER UND BUßE

Am Nachmittag bereitete ich meinen Shake mit besonders viel Demut zu. Kein Geklumpe, kein lauwarmes Wasser.

Jeder Schluck schmeckte nach Reue in Pulverform. Ich trank langsam, mit dem festen Vorsatz: Ich bin nicht gescheitert – ich bin kurz abgebogen. Und ich weiß jetzt wieder, wo's langgeht.

ABENDGEDANKEN

Abends schrieb ich in mein Notizbuch: „Ein Biss ist kein Versagen. Es ist eine Erinnerung daran, warum ich angefangen habe.“ Und das Brötchen? Liegt im Müll. Nicht in meinem Körper. Und auch nicht mehr ganz so hartnäckig in meinem Kopf.

TAG 18

FIRMENYOGA, FALLOBST & FREMDSCHAM

Der Tag begann harmlos. Ich hatte gut geschlafen, meine Hose passte noch, und der Shake am Morgen schmeckte nur noch zu dreißig Prozent nach Baumarkt. Ich fühlte mich… okay. Vielleicht sogar gut. Dann kam die Mail von Sabine.

„Tim! Machst du heut beim Firmenyoga mit?
Outdoor, vorm Gebäude. 17 Uhr. Alle machen mit! Sogar der Jürgen!
😅 "

Das Wort „alle" war gelogen. Und das wusste Sabine.

Aber ich war neugierig. Schließlich war ich in der Testphase, offiziell bereit, neue Dinge auszuprobieren. Außerdem klang Yoga harmlos. Entspannt. Stretching für Menschen mit Achtsamkeitskalendern. Was sollte schon passieren? Ich hatte keine Ahnung, dass ich einer älteren Kollegin später aus der Plank-Position direkt in die Seele schauen würde.

ES DRÜCKT

Schon beim Umziehen ahnte ich: Das war nicht die richtige Sporthose. Sie war neu – und vermutlich für Menschen gemacht, deren Oberschenkel keine Vergangenheit mit Sahnesoße haben. Vielleicht war ich beim Kauf auch etwas übermütig mit der Größenwahl.

Beim ersten Sonnengruß spannte alles. Beim zweiten hatte ich das Gefühl, meine Leber meldet sich per Morsezeichen. Jürgen rechts von mir schnaufte wie eine Espressokanne im Sterben, was mir immerhin ein wenig Würde zurückgab. Die Yoga-Lehrerin war sanft, freundlich – und eine Sadistin.

„Wir atmen tief ein. Und beim Ausatmen lassen wir alles los, was uns nicht mehr dient."

Ich ließ los. Leider auch meine Körperspannung. Und ein leises Geräusch, das der Wind hoffentlich mitnahm.

BANANA!

Nach dem Yoga lagen wir alle in „Shavasana" – also auf dem Rücken, mit Blick in den Himmel und der Seele im offenen Leerlauf. Sabine reichte mir ein Stück Banane.

„Das hilft gegen Muskelzittern", flüsterte sie.

Ich war zu erschöpft für Widerstand. Ich nahm das Stück. Ich kaute. Es schmeckte wie ein Kindergartenflashback – süß, weich, tröstlich. Und vollkommen verboten. Aber jetzt verstand ich die Minions. Mein Schweinehund lag plötzlich neben mir. In Yogahose.

„Na? Chakras wieder im Gleichgewicht?"

Ich seufzte.

„Ich glaub, mein inneres Kind will Pfannkuchen."

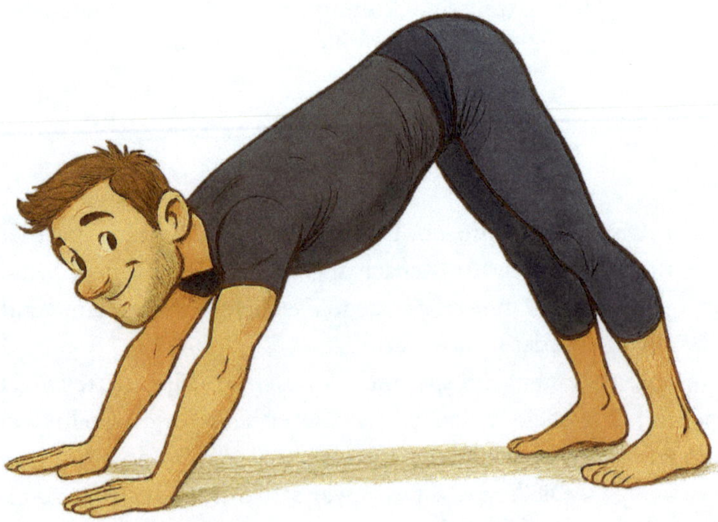

DER HERABSCHAUENDE JÜRGEN

Wieder zu Hause betrachtete ich mich im Badezimmerspiegel. Ich war rot im Gesicht, zittrig in den Knien – aber: stolz. Ich hatte Yoga gemacht. Ich hatte nicht vollständig versagt. Ich hatte nur zwei winzige Bananenstückchen gegessen. Okay, drei. Und eines war mit Erdnussbutter. Aber sie war bio. Ich duschte. Lange.

Nicht wegen des Schweißes. Sondern wegen der Erinnerung an Jürgen im herabschauenden Hund. Es wird Jahre dauern, bis ich das verarbeite.

FAZIT MIT MUSKELKATER

Tag 18: körperliche Grenzerfahrung, soziale Nacktheit und ein leichtes Vitamin-B6-Überangebot. Aber: Kein Rückfall, kein Croissant, kein Brunch der verlorenen Seelen. Nur eine Yogamatte, die jetzt nie wieder sauber wird. Ich schlafe heute gut. Mit Muskelkater in der Ehre – und dem Wissen: Ich bin ein Mann, der Bananen ablehnen kann. Nur

TAG 19

VOM WINDE VERWEHT

Zwei Tage vor Schluss. Die magische 21 ist in Sichtweite, wie eine Zielfahne, die einem bei jedem Shake ein kleines Stückchen näherwinkt. Die Waage zeigt 6,6 Kilo weniger, mein Spiegelbild sieht plötzlich aus wie jemand, der morgens freiwillig duscht. Ich sehe definierte Kanten, wo vorher milde Übergänge waren. Mein Gesicht hat wieder einen Hals. Mein Hals hat wieder ein Daseinsrecht.

Es ist seltsam: Ich bin nicht euphorisch, nicht überschwänglich. Aber ich bin ruhig. Ruhig und leicht. Nicht nur körperlich – auch im Kopf. Und das ist neu.

LOCKER IN DER HÜFTE

Ich zog die Hose an. Ohne Gürtel, denn der war eh zu weit. Früher hätte ich das nie gewagt – da brauchte ich das Lederband, um mich optisch zusammenzuzurren wie ein schlecht gelauntes Sonntagsbratenpäckchen. Jetzt saß die Hose auch so. Locker. Aber nicht schlampig. Eher souverän. So wie ich mir meinen Auftritt im Büro vorstellte. Schlanker Typ, klare Linie, dezente Hose – alles passte.

EIN KNOPF SAGT „CIAO"

Es passierte gegen 11:17 Uhr, mitten im zweiten Kaffee. Ich wollte mich hinsetzen, als plötzlich ein leises "plack" ertönte. Der Knopf flog nicht weg – er fiel einfach. Als hätte er beschlossen, sein Amt niederzulegen. Ich stand still.

Blick nach unten. Hose? Hielt noch. Gerade so. Aber da war Zug drauf. Und ein gefährliches Spiel mit der Schwerkraft.

Ich hätte heimgehen können. Oder Sabine fragen, ob sie zufällig Nähzeug im Rucksack hat (was sie ganz sicher hat). Aber nein – ich war vorbereitet. Also ging ich zum IT-Schrank. Zwischen alten Tastaturen und einer Tüte voller Treiber-CDs fand ich es: das heilige LAN-Kabel. Blau. 1,5 m.

Reißfest. Ich fädelte es durch die Gürtelschlaufen, knotete es auf Hüfthöhe zusammen und atmete auf. Provisorisch, aber stabil. Und auf gewisse Weise modisch. Streetwear mit Patchpanel-Flair.

DAS HOSENBAROMETER FÄLLT

13:30 Uhr. Besprechungsraum. Ich präsentierte motiviert, locker, mit genau der Körpersprache eines Mannes, der sich in seiner Hose sicher fühlte. Bis zur dritten Folie. Ich beugte mich leicht nach vorne, um ein Kabel zu ziehen – und in genau diesem Moment… versagte der Knoten. Nicht vollständig. Aber doch so weit, dass mein Hosenbund begann, in eine gefährliche Richtung zu rutschen.

Ich hielt den Atem an. Und die Hose. Nahm unauffällig wieder Platz und referierte weiter. Halb kniend. Halb klammernd. Niemand sagte etwas. Ich glaube, die Kollegin aus Controlling hat's gesehen – aber das Mitleid überwog.

Früher hat mein Bauch die Hose gehalten. Jetzt braucht es Hilfsmittel. Fortschritt kann unbequem sein. Aber ich nehme ihn. Zentimeter für Zentimeter. Mit Knotentechnik. Und einer gewissen Bandbreite.

LOB MIT RUTSCHGEFAHR

Im Laufe des Tages bekomme ich auffallend viel positives Feedback. Jürgen grinst und sagt: „Du siehst aus wie dein kleiner Bruder – aber in sportlich."

Und die Teamleitung nickt anerkennend: „Tim, deine Konsequenz beeindruckt mich. Man sieht, dass du Haltung hast." Ich nicke zurück, höflich, wertschätzend – und wage es nicht, meine Hände aus den Hosentaschen zu nehmen.

Denn das ist das Einzige, was die Schwerkraft aktuell noch in Schach hält. Ich stehe dort wie ein Möchtegern-Model in Freizeitpose, während mir die Hose bei jeder Bewegung leise zuflüstert: „Ich geh dann mal." Und all das Lob ändert nichts daran, dass ich mich im Stehen nicht entspannen darf – sonst wird aus „Du hast dich toll entwickelt" ganz schnell „Du hast dich entblößt, Tim."

DER SCHWEINEHUND KOMMENTIERT

Abends zu Hause sitzt er auf dem Küchenhocker, liest die Gebrauchsanweisung eines Maßbands und sagt ohne aufzublicken:

„Wenn du deine Kleidung verlierst, bist du auf dem richtigen Weg."

Ich ziehe mir die Jogginghose an. Auch sie schlackert.

„Die hier war mal eng." Er nickt.

„Oder du breit" – Ha, ha …

Wir trinken zusammen Shake. Er hat seinen mit Minze. Ich nicht. Minze ist für Sieger. Ich bin noch auf dem Weg.

EIN GÜRTEL. EIN STATEMENT.

Ich bestelle online. Ein Gürtel, echte Lederoptik, nicht zu teuer – aber in der neuen Größe. Eine kleiner. Das erste Mal seit Jahren. Ich wähle Schwarz. Nicht aus Stilgründen. Aus Demut. Und weil ich noch nicht ganz sicher bin, ob ich das hier alles wirklich glauben darf.

Später im Bett greife ich zum Handy, öffne die Notizen- App und schreibe: „Ich verliere meine Hose. Und finde mich." Ich weiß, das ist kitschig. Aber es fühlt sich gut an.

TAG 20
DIE RÜCKKEHR DER VERGANGENHEIT

Gerade als ich dachte, ich hätte mein Chaos halbwegs im Griff, klopfte die Vergangenheit unerwartet an meine Bürotür. Lisa. Meine Ex. Die Frau, die früher meine kulinarischen Gewohnheiten nicht nur tolerierte, sondern regelrecht förderte – Sahnesaucen, abendliche Pizzaorgien und alles, was das schlechte Gewissen heute zum Schreien bringt. Wir hatten seit Monaten keinen Kontakt mehr. Plötzlich stand sie da, mit diesem Lächeln, das gleichzeitig freundlich, fordernd und ein kleines bisschen spöttisch wirkte.

„Ich war zufällig in der Nähe", sagte sie, und ich wusste sofort, dass sie eigentlich wissen wollte, wie ich aussehe. Ob ich noch der gleiche Typ war – oder ob ich wirklich verschwunden war wie mein letzter Keks in der Staubwolke der Selbstdisziplin.

WENN BLICKE WIEGEN KÖNNTEN

Sie sah mich an. Von oben bis unten. Erst mit leicht gehobener Augenbraue, dann mit einem Ausdruck irgendwo zwischen Überraschung und nostalgischem Misstrauen. „Du hast dich verändert", sagte sie schließlich. Ich grinste schief. „Du auch. Aber deine Haare sind jetzt freiwillig rot, oder?" Ein kurzes Zucken um ihren Mund.

Dann Stille. Nicht unangenehm – eher wie bei zwei Leuten, die beide nicht sagen wollen: Früher war mehr Bauch.

„Machst du Sport?", fragte sie plötzlich, mit diesem leicht spöttischen Ton, den sie früher immer hatte, wenn ich behauptete, ein Spaziergang zum Kühlschrank sei Bewegung.

Ich zuckte mit den Schultern, lächelte und sagte nur:

„Nein. Ich mache Fortschritt."

Dann nahm ich mein Wasser ohne Eis, drehte mich um und ging. In meinem Kopf lief epische Musik.

Wahrscheinlich nur für mich – aber das reichte..

DIE KLEINE GENUGTUUNG

Nach ihrem Besuch mischte ich mir meinen Nachmittagsshake mit einer ungewohnten Genugtuung. Vanille schmeckte heute fast wie Champagner – zumindest in meinem Kopf. Mein innerer Schweinehund saß auf dem Fensterbrett, Sonnenbrille auf der Nase, Zeitung in der Hand, und meinte trocken: „Erinnerst du dich noch, wie du nach Tag 4 fast einen Keks angefleht hast?" Ich nickte leicht. Ja, damals fühlte sich ein Pulverdrink wie eine Strafe an. Heute schmeckte er wie ein Sieg.

BAUCHSTRUKTUREN

Bevor ich mich in meine alten Schlabbersachen warf, blieb ich wie zufällig vor dem Badezimmerspiegel stehen. Ich hob das T-Shirt. Nur kurz. Und was ich sah, war... neu. Da, wo früher ein sanft gewölbtes Frühstücksarchiv lag, zeichnete sich jetzt sowas wie Struktur ab. Nicht direkt ein Waschbrett – eher ein Handtuch mit Spannung. Aber es war da. Eine Andeutung. Eine Idee von Muskel. Ich spannte kurz an, wie man das halt so macht, wenn man allein ist und sich selbst beeindrucken will. Mein Bauch bewegte sich – aber diesmal in die richtige Richtung. Kein Röllchen sprang hervor, kein Knopf rief um Hilfe. Nur ich. Ein Mann. Mit einer Vision von einem Bauch. Und einem kleinen, frechen Muskelansatz, der sagte: „Tim. Wir sind auf dem Weg." Ich lächelte. Und zog mir dann doch die Jogginghose an. Sicherheit geht vor.

BALKONGEDANKEN

Während ich auf den Balkon trat und die kühle Abendluft einatmete, schoss mir durch den Kopf, wie viel sich in den letzten Wochen verändert hatte. Nicht nur mein Körper, auch ich. Ich hatte gelernt, mich zu disziplinieren, mich selbst zu motivieren und selbst in den kleinsten Erfolgen Freude zu finden.

Das war kein leichter Weg gewesen – eher ein verworrener Pfad mit Stolperfallen, Rückschlägen und vielen Momenten, in denen ich einfach nur Schokolade gebraucht hätte. Doch ich hatte durchgehalten. Nicht perfekt, aber echt. Und das war viel wert.

EIN LETZTER BLICK

Bevor ich ins Bett ging, warf ich noch einmal einen Blick in den Spiegel. Nicht nur auf mein Gesicht, sondern auf die Person, die ich geworden war. Ich konnte das alte Bild noch sehen: den Mann, der sich in zu enge Hosen quetschte, der sich oft im Schatten seiner eigenen Gewohnheiten versteckte. Und daneben das neue Bild: jemanden, der es wagt, sich selbst neu zu erfinden.

Vielleicht war es noch nicht perfekt. Aber es war ehrlich.

TAG 21
CLUBNÄCHTE UND NEUSTART

Der Clubabend war nicht einfach nur eine Belohnung für das Durchhalten der letzten Wochen. Nein, er war eine kleine Revolte, ein Aufstand gegen Verzicht und Pulvershakes. Als ich die Tür öffnete, empfing mich eine Welle aus Bass, flackerndem Licht und dem Duft von Desinfektionsmittel, gemischt mit einer Prise „Hier könnte dein Spaß sein". Die Luft vibrierte, und ich fühlte mich wie ein alter Rockstar, der endlich wieder auf die Bühne darf – nur ohne Gitarre, dafür mit leichter Herzklopfen.

Dann sah ich sie. Die Frau mit dem unvergesslichen Lachen, deren Cocktail vor Wochen mein Hemd-Knopf unfreiwillig geschmückt hatte. Sie stand am anderen Ende der Bar, leuchtend und unverschämt sympathisch. Mein Herz machte diesen leicht panischen, aber auch euphorischen Sprung, den man nur kennt, wenn man plötzlich merkt, dass man an etwas viel Größerem hängt als nur an einem Stoffwechselprogramm.

FLIRT MIT VIRGIN MARY

Ich stand an der Bar. Nicht aus Verzweiflung – sondern weil ich mir nach drei Wochen Disziplin endlich mal wieder etwas richtig Aufregendes gönnen wollte: eine Virgin Mary.

„Scharf, tomatig, rot – aber ohne Reue", sagte ich zum Barkeeper, als hätte ich das Getränk selbst erfunden.

Er nickte. Ich fühlte mich erwachsen. Souverän. Fast schon gefährlich nüchtern.

Neben mir drehte sich eine Frau um. Sie sah auf mein Glas und grinste.

„Virgin Mary? Das schreit nach einem, der heimlich heißer ist, als er tut."

Ich hob das Glas.

„Ich bin ein Mann der leisen Töne. Vor allem ohne Alkohol." Sie lachte.

„Na, dann zeig mir mal, wie leise du tanzen kannst."

Ich hatte keine Ahnung, wie das gemeint war – aber ich ließ mich darauf ein. Wir tanzten. Also, sie tanzte. Ich bewegte mich im Takt meiner inneren Playlist. So zwischen 90er-Pop und 2000er Rave.

Aber ich lächelte. Sie lachte. Und als ich einmal fast aus Versehen synchron zur Musik hüpfte, sagte sie:

„Das war mutig."

Ich: „Das war nicht mutig. Das war Gleichgewichtssuche."

Später, als wir an der Bar standen, nahm sie mein Handy und tippte darauf herum.

„Hier. Für den Fall, dass du bis morgen nüchtern bleibst und mir trotzdem schreiben willst."

Ich sah auf den Bildschirm. Ich sah die Kontakte. Ihr Name. Eine Nummer.

Mein Schweinehund seufzte.

„Du flirtest. Mit Tomatensaft. Du bist zurück."

MORGEN OHNE KATER – ABER MIT EINEM NEUEN ICH

Der nächste Morgen kam ohne Kopfschmerz, ohne Kreislaufdrama, ohne diesen inneren Schrei nach Rollos und Gummibärchen. Stattdessen war da ein ungewohnt klares Gefühl: Energie. Und Stolz.

Kein Kater, kein Reuebrötchen, keine Fragen an die Existenz. Ich stellte mich auf die Waage. Sie bestätigte, was die T-Shirts schon seit Tagen andeuteten: Über sieben Kilo weniger. Meine Shirts fühlten sich nicht mehr an wie atmungsaktive Wurstpellen, sondern wie etwas, das man freiwillig trägt.

Kurz darauf vibrierte mein Handy. Nachricht von Sabine in der Teamgruppe:

„Tim. Die 21 Tage sind rum. Du hast's echt durchgezogen. Dafür gibts von mir einen Pokal mit deinem Gesicht drauf."

Ich muss grinsen und antworte:

„Füll das Ding lieber mit Kartoffelsalat, Helden brauchen auch mal Kohlenhydrate."

Sabine reagierte mit drei Emojis: Muskel, Pokal, Gabel.

Ich fühlte mich verstanden. Und ein kleines bisschen heldenhaft.

EIN BLICK IN DIE ZUKUNFT – MIT AUGENZWINKERN

Motiviert? Auf jeden Fall. Aber diesmal nicht mit dem fanatischen Drang, alles zu optimieren, sondern mit dem Plan, es auch zu genießen. Mehr Sport, ja. Aber auch ab und zu ein richtig gutes Steak. Und ein Teller Nudeln, ohne dass ich mich danach wie ein Verräter fühle.

UND ZUM APERITIF: EIN SCHWEINEHUND

Abends saß ich auf dem Balkon, der Sommerwind spielte mit meinen Haaren, und der innere Schweinehund tauchte auf. Diesmal nicht mit Trillerpfeife und Stirnband, sondern entspannt mit einem Glas in der Hand. Ich sah genauer hin— es war keine Virgin Mary, sondern eine richtige Bloody Mary, dunkelrot, mit Selleriestange und allem Drum und Dran. Ich blickte ein wenig leidend.

Mein Schweinehund grinste schelmisch und sagte:

„Nur kein Neid. Das nächste Mal darfst auch du mal. Ganz ohne Kompromisse."

DER TAG DANACH

KLAR IM KOPF, LOCKER IN DER HÜFTE

Ich stehe auf. Ohne zu stöhnen. Ohne mich an der Bettkante festzuhalten wie ein alter Kapitän an der Reling. Kein Knacken, kein Grunzen, kein innerer Dialog mit der Matratze. Einfach: Aufstehen. Ich gehe ins Bad. Blick in den Spiegel. Da bin ich. Immer noch ich – aber irgendwie mit Kontrast. Die Augen klar. Die Haut weniger grau. Der Hals sichtbar. Ich drehe mich seitlich. Da ist kein Bauch mehr, der sich in die Diskussion drängt. Ich sehe aus wie ich – nur mit einem dezenten Instagram-Filter in Echtzeit.

Ich verifiziere meinen Eindruck mit dem Maßband und der Waage und stelle fest: es stimmt!

- **–7,5 Kilogramm**
  Ich grinse. Und zwar so, dass mein Spiegel kurz zurücklächelt. Dann wird gemessen.
- **Bauch: –8 cm.** Fast eine Gürtellänge weniger.
- **Brust: –5 cm.** T-Shirts hängen plötzlich wie Dekoration statt Bedrohung.
- **Oberschenkel: –3 cm.** Keine Reibung, keine Geräusche, nur Eleganz.
- **Oberarme:** immer noch da – und zum ersten Mal in meinem Leben mit einer Ahnung von Definition. Ich bin nicht plötzlich ein Fitnessmodel, aber mein Körper hat aufgehört, mich zu umarmen. Und das fühlt sich verdammt gut an.

Beim Zähneputzen merke ich: Ich denke gerade nicht ans Frühstück. Ich denke… gar nichts über Essen. Mein Magen ist ruhig, mein Kopf ist wach, und irgendwo zwischen linker Schulter und rechten Oberschenkel wohnt plötzlich: Energie. Nicht die hibbelige Koffeinenergie. Sondern diese ruhige Kraft, mit der man Zimmerpflanzen umtopfen oder einen kompletten Umzug organisieren könnte – freiwillig. Ich ziehe ein T-Shirt an. Es rutscht locker über die Schultern. Kein Ziepen, kein Zwicken, kein „Ah, Mist, das war der aus der Vor-Fastenzeit.“ Ich passe rein. Ich passe zusammen. Ich bin in meiner eigenen Kleidung nicht mehr eingesperrt – ich bin der Mieter mit Erstbezugsrecht.

Auf dem Weg zur Arbeit überhole ich einen E-Bike- Fahrer. Gut, er steht. An der Ampel. Aber trotzdem: Ich gehe zügig. Ich schwitze nicht. Ich atme normal. Mein Rücken beschwert sich nicht. Meine Beine arbeiten nicht gegen mich. Und mein Kopf denkt Dinge wie: Heute könnte man sogar eine Treppe nehmen. Ich laufe an einem Bäcker vorbei. Die Auslage ist voll. Croissants, Brezen, Mohnschnecken – ich nicke ihnen höflich zu wie alten Freunden, die man schätzt, aber nicht mehr zurückruft.

Kein Groll. Kein Drama. Nur: weitergehen.

Bin ich jetzt ein anderer Mensch? Nein. Ich bin immer noch Tim. Ich habe immer noch denselben Humor, dieselben Socken mit Loch, denselben irrationalen Hass auf Sellerie. Aber ich bin näher an dem Tim, der ich gerne bin. Der sich nicht mehr die Schuhe im Sitzen zubinden muss. Der seine Energie nicht mehr mit Verdauung teilt.

Der sich in seinem Körper nicht nur aufhält, sondern wohlfühlt. Fast wie Urlaub. Nur mit weniger Buffet.

Und ich weiß: Es bleibt nicht immer so leicht. Da werden wieder Tage kommen, an denen ich um 22 Uhr auf Kühlschrank-Tinder nach Snacks wische. Aber heute – heute ist alles gut. Ich bin klar. Ich bin wach. Ich bin da. Und mein Schweinehund? Auch der ist noch da, aber er ist irgendwie geschrumpft. Ganz klein hockt er manchmal auf meiner Schulter und flüstert mir ins Ohr. Aber es ist nur ein Wispern – eine Brise, die verfliegt, im Ozean meines neuen Selbstbewusstseins.

EPILOG
SHAKES, SCHWEISS UND MOTIVATION

Also, was bleibt nach 21 Tagen? Sieben Kilo weniger auf der Waage, unzählige Shakes, eine Sammlung verschmierter Messbecher und mindestens genauso viele hitzige Gespräche mit meinem inneren Schweinehund. Ich bin nicht zum Superhelden mutiert, habe keine olympiareifen Disziplinpreise gewonnen und keinen neuen Spitznamen wie „Der Shake-Meister" bekommen. Aber ich habe etwas gefunden, das mehr wert ist: ein kleines Stück Kontrolle über mein Leben – und eine Ladung Geschichten, die ich jetzt erzählen kann.

Diese Kur war kein Sprint, sondern ein holpriger Marathon mit gelegentlichen Umwegen und Pausen. Ein Marathon, bei dem ich gelernt habe, dass es nicht um Perfektion geht, sondern ums Dranbleiben. Manchmal mit Humor, manchmal mit Frust, manchmal mit tränenerstricktem Lachen. Aber immer mit einem Shake in der Hand und dem festen Willen, nicht aufzugeben.

VON RÜCKSCHLÄGEN UND REVOLUTIONEN

Wenn ich an die Tage zurückdenke, an denen ich in der Küche stand und mir Lauch und Möhren wie Fremdkörper vorkamen, oder an die Momente, in denen ich die Waage anschrie, weiß ich jetzt: Jede Krise war ein Schritt nach vorne. Jede scheinbare Niederlage, wie das berüchtigte Sesambrötchen, war eine Lektion in Selbstvergebung. Und jede Runde Hampelmänner mit meinem inneren Coach war ein Sieg über die Bequemlichkeit.

Denn genau das macht eine Stoffwechselkur aus: keine starre Diät, sondern ein Experiment mit dir selbst. Ein Balanceakt zwischen Willenskraft und Gelassenheit. Ein bisschen Wahnsinn, viel Mut und eine Portion Selbstliebe.

WAS DU HIER BEKOMMST – UND WAS DU DARAUS MACHST

In den folgenden Seiten findest du alles, was du für deinen eigenen Weg brauchst: den Ablaufplan der 21-Tage- Stoffwechselkur mit klaren Phasen, Tipps und Tricks, damit du nicht wie ich planlos in den ersten Tag stolperst.

Die Supplement-Empfehlungen, die mir geholfen haben, die Durchhänger zu überwinden und die Energie zu behalten. Und natürlich den Rezeptteil, der beweist: Gesund essen heißt nicht Verzicht, sondern Genuss – mit Gerichten, die deinen Gaumen nicht in den Hungerstreik schicken.

Aber sei gewarnt: Das hier ist kein magischer Zaubertrick. Es ist kein Wundermittel, das dich über Nacht verändert. Es ist eine Einladung. Eine Einladung, dich auf eine Reise zu begeben, die manchmal holprig, manchmal lustig und manchmal auch überraschend einfach ist. Und vor allem: Deine Reise.

ÜBER DIE GRENZEN HINAUS

Was ich gelernt habe? Dass Erfolg nicht nur in Kilos gemessen wird, sondern auch in den Momenten, in denen du dich trotz allem noch im Spiegel anlächelst. In den kleinen Entscheidungen, die du jeden Tag triffst. In der Fähigkeit, auch mal über dich selbst zu lachen und den inneren Schweinehund freundlich, aber bestimmt in die Schranken zu weisen.

Manchmal ist es der Schritt vor die Tür, der wahre Fortschritt. Manchmal der Shake, der mehr ist als nur eine Mahlzeit. Und manchmal ein Moment auf der Tanzfläche, der mehr Mut braucht als jede Diät.

DEIN START IN DIE NEUE GESCHICHTE

Jetzt bist du dran. Mit diesem Buch in der Hand hast du eine Roadmap, keine Garantie, aber jede Menge Motivation. Nutze die Rezepte, probiere die Supplemente, finde deinen Rhythmus. Und vergiss nie: Der Weg ist genauso wichtig wie das Ziel.

Wenn du es schaffst, jeden Tag einen kleinen Schritt zu machen – und dabei deinen Humor nicht verlierst – dann bist du schon weiter als viele andere.

ZUM SCHLUSS: SHAKE HOCH – UND WEITER GEHT'S!

Lass dich nicht entmutigen, wenn es mal nicht rund läuft. Du wirst Rückschläge haben, aber auch Siege feiern. Und genau das macht den Unterschied. Ich wünsche dir viel Erfolg, Freude und eine ordentliche Portion Gelassenheit auf deinem Weg.

Ach, und noch eins: Manchmal darfst du auch einfach einen Cocktail in der Hand halten – vielleicht sogar eine Bloody Mary. Denn das Leben ist nicht nur Diät, sondern auch Genuss.

DAS LEBEN NACH DEM EPILOG

TIM IN DER STABILISIERUNGSPHASE

UND FÜHRE MICH NICHT IN VERSUCHUNG

Man denkt ja, nach 21 Tagen Shake, Willenskraft und durchgeschwitzter Motivation würde sich der Körper in ein selbstreinigendes, stoffwechseloptimiertes Hochleistungsgerät verwandeln. Denkste. Willkommen in der Stabilisierungsphase. Auch bekannt als: „Du darfst wieder essen – aber bitte mit Haltung."

Tag 22 beginnt harmlos. Ich wache auf – und das ist der erste Fehler. Denn mein Magen, der sich die letzten drei Wochen diszipliniert mit Gemüse, magerem Fleisch, Pülverchen und Supplement-Symphonien zufriedengegeben hat, meldet sich nun mit einer neuen Agenda: „Ich will warm. Ich will knusprig. Ich will… Kohlenhydrate."

Und genau da liegt der Trick: Die Stabilisierungsphase ist nicht die Diät-Nachspielzeit. Sie ist der Moment, in dem du entscheiden musst, ob du wirklich etwas ändern willst – oder ob du deinem Magen gleich wieder drei Toastscheiben und einen Schokoriegel vorwirfst, damit er Ruhe gibt.

Was jetzt kommt, ist kein Rückfall ins alte Leben. Es ist der schlaue Mittelweg. Echte Lebensmittel. Gute Fette.

Gesunde Proteine. Gemüse, das nicht weggeschwitzt wurde, sondern bleibt. Das alles, ohne sich danach schuldig oder matschig zu fühlen. Keine Strafe – im Gegenteil: das Upgrade.

Denn wenn ich ehrlich bin, war mein altes Essverhalten keine Freiheit. Es war eine kollektive Selbstbetäubung aus Zucker, Weißmehl und Netflix. Jetzt weiß ich, wie gut sich echtes Essen anfühlen kann. Und wie wenig ich dabei vermisse. Außer vielleicht Käsekuchen. Aber wir stehen ja erst am Anfang.

Ich öffne den Kühlschrank. Da liegen Karotten. Sellerie.

Eine Zucchini, die mich vorwurfsvoll anstarrt wie eine Tante, die seit Wochen auf einen Anruf wartet. Daneben ein trauriges Glas Senf. Ich greife nach einem Apfel und fühle mich dabei wie ein Held, der sich freiwillig für die Nebenrolle bewirbt.

Zurück im Büro. Sabine sitzt mit einem Sandwich, das aussieht, als hätte es ein Food-Stylist mit emotionaler Bindung geschichtet. Sie schaut mich an. „Du darfst jetzt wieder mehr, oder?“ – „Ja. Also… in Maßen.“ – „Dann iss doch mal was Normales.“ – „Meine neue Normalität besteht aus geraspeltem Fenchel und Schuldgefühlen.“ Ich kaue auf einem Salatblatt mit dem Ausdruck eines Mannes, der gerade ein Abo für Verzicht verlängert hat. Jürgen kommt vorbei, legt mir einen Mini-Schokoriegel auf den Tisch und sagt: „Nur ein Trostpreis. Falls du's brauchst.“ Ich

hebe ihn auf. Ich lege ihn zurück. Ich betrachte ihn. Ich streichele ihn. Ich gebe ihn Sabine. Ich bin ein Fels. Ein leicht zitternder, innerlich schreiender Fels.

Die Regeln der Stabilisierungsphase klingen einfach: Kohlenhydrate? Nein. Zucker? Immer noch böse. Fett? Ja – aber bitte mit Augenmaß und ohne Panik. Kalorien? Wieder etwas mehr – aber du sollst sie nicht gleich wieder heiraten. Ich beginne, Nüsse zu portionieren wie ein Apotheker seine Tropfen. 6 Mandeln am Tag. Ich nenne sie „mein Sixpack“. Manchmal lege ich sie auf einem Teller aus und sage laut: „Guten Appetit, Tim.“ Dann klatsche ich ironisch.

Am Abend koche ich mir ein Omelett mit Spinat und Räucherlachs. Es schmeckt – und das irritiert mich. Ich kann nicht mehr unterscheiden: Bin ich wirklich satt – oder nur emotional stabilisiert? Ich frage den inneren Schweinehund. Er liegt auf meinem Sofa, trägt jetzt ein Leinenhemd und liest „Die stille Kraft des Verzichts – in 10 praktischen Achtsamkeitsübungen“. Er sagt nur: „Iss. Aber vergiss nie, wo du herkommst.“ Ich nicke. Und streiche mir in Gedanken ein Butterbrot.

DER MYTHOS DER NUSS

Ich hätte es besser wissen müssen. Niemand isst nur eine Nuss. Niemand geht nachts zum Vorratsschrank, nimmt sich eine (!) Cashew und denkt: „Das reicht vollkommen. Ich bin erfüllt.“

Und doch – hier sitze ich. Mit der Nussdose in der Hand, die ursprünglich mal 250 Gramm Cashewnüsse enthielt. Jetzt sind es … keine mehr. Und ich habe nullkommanull Erinnerung, wie das passiert ist.

Es fing harmlos an. Ich hatte gekocht – ein korrektes Gericht, kurkompatibel, ohne Reue. Danach saß ich auf dem Sofa, umgeben von Ordnung und Selbstachtung. Dann dachte ich: „Etwas Knackiges wäre schön." Und da war sie: die Dose. Cashews. Geröstet. Ohne Salz – weil ich ja vernünftig bin. Ich öffnete sie. Ich roch hinein. Ich nahm eine. Dann zwei. Dann eine Handvoll. Zehn Minuten später lag ich mit leicht öligem Kinn auf dem Teppich und fragte mich: „Bin ich noch in der Stabilisierungsphase – oder schon destabilisiert?"

Am nächsten Morgen fühle ich mich nussig. Nicht schlecht – aber irgendwie... leicht bröselig. Also ziehe ich Laufschuhe an. Nicht aus Überzeugung. Eher als Buße. Ich laufe los. Nach 200 Metern frage ich mich, wer ich bin.

Nach 400 Metern glaube ich, dass meine Milz flucht. Nach 600 Metern schickt mein Gehirn einen Realitätsabgleich:

„Du läufst! Ohne Zwang! Ohne Gefahr! Ohne Pizza, die dich verfolgt!" Ich bleibe stehen, hechele, schwitze wie ein Wasserspender in der Hitzewelle – und bin stolz.

Mittags im Supermarkt. Ich bin konzentriert.

Einkaufszettel, Tunnelblick, Gemüsemission. Dann sehe ich es: ein zuckerfreies Joghurtdressing. „Fitnessstyle". Ich denke: „Das könnte harmlos sein." Ich lese die Zutaten. Ich nicke. Ich packe es ein. Zu Hause teste ich. Ich salate. Ich tröpfle. Ich koste. Es schmeckt göttlich. Zu göttlich. Ich lese nochmal: „Mit natürlicher Süße aus Dattelsirup." Mein Schweinehund schaut über die Zeitung und sagt: „Tim. Das ist ein Dessert im Tarnanzug."

Ich esse trotzdem weiter. Aber mit Reue. Und Salat. Der Stoffwechsel ist stabil. Der Humor flackert. Die Cashews sind jetzt in einem abschließbaren Glas. Und ich? Ich bin offiziell jemand, der „Joggen war" und das beiläufig erwähnt.

DER BROTTEST

Ich hatte ihn lange gemieden. Den Bäcker. Den Teigtempel. Die Tempelanlage der Versuchung. Ich bin oft daran vorbeigeschlichen wie ein Ex-Raucher an der Shisha-Bar: nervös, wissend, wehmütig. Doch heute ist alles anders.

Heute ist Testphase. „Führe deinem Körper wieder einzelne Kohlenhydrate zu“, heißt es im Plan. „Aber mit Achtsamkeit.“ Achtsamkeit. Das klingt wie: „Du darfst. Aber wehe, du freust dich.“

Ich betrete das Bio-Bistro meines Vertrauens. Es riecht nach Hefe, Sauerteig und Leidenschaft. Hinter der Theke steht ein Mann mit Dutt und Leinenhemd.

„Was darf's sein?“ –

„Etwas Brot. Aber bitte... verträglich.“ –

„Dinkel-Sauerteig. Nur mit Meersalz und Zeit gemacht.“ Ich nicke. Er schneidet mir eine kleine Scheibe zum Probieren ab. Ich bekomme sie pur. Keine Butter. Keine Ablenkung. Nur: Die reine Essenz von Getreide. Ich kaue. Langsam. Andächtig. Meine Geschmacksnerven singen gregorianische Choräle.

Ich bleibe standhaft. Bis die Nachbartheke ruft. Sie enthält Butter in kleine Probierschälchen. Irisch. Ich nehme eins. Ich streiche sparsam. Ich beiße ab. Ich weine innerlich. Aber: Ich bleibe bei einer Scheibe. Ich nehme mir kein zweites Stück. Ich trinke stilles Wasser dazu. Ich verlasse dieses Mekka des puren Geschmacks. Erhobenen Hauptes – und leicht buttrigem Mundwinkel.

Ich notiere: Körper: zufrieden. Magen: ruhig. Waage: neutral (hoffentlich). Seele: leicht verführt, aber nicht verfallen. Ich frage mich, ob ich bald bereit bin für… Reis. Mein Schweinehund dreht sich zur Seite und murmelt:

„Nur, wenn es kein Sushi wird.“ Ich lache. Und google kalorienarme Sojasauce.

NUDELPORNO

Man hätte mich warnen sollen. Man hätte mir sagen sollen:

„Tim, Italien ist kein Land. Es ist ein Zustand. Und Nudeln sind nicht nur Teig – sie sind Trost in Spaghettiform.“ Aber ich war naiv. Ich dachte, ich sei bereit. Ich hatte ja den Brottest überlebt. Mit Butter. Mit Würde.

Ein alter Freund lädt mich zum Essen ein. Er heißt Leo, hat Locken wie ein Gelato-Wirbel und ist ein bekennender Carbolover. Wir sitzen draußen, ich habe mir vorgenommen: „Salat. Vielleicht Fisch. Maximal ein Olivenöltrauma.“ Der Kellner kommt. Leo sagt: „Einmal die Penne all'arrabbiata, extra scharf. Und für meinen Freund…“ – „…den gegrillten Pulpo auf Zucchinibett, bitte.“ Der Pulpo kommt. Er ist lecker. Ehrlich. Aber dann kommen sie. Die Penne. Heiß, glänzend, mit dieser tomatigen Aura – ein wahrer Nudelporno!

Ich kaue. Und plötzlich ist es da: Das Gefühl, nach Hause zu kommen. Die Tomate küsst den Gaumen. Der Chili gibt mir eine Backpfeife. Ich schwebe. „Eine Nudel ist kein Verbrechen“, sage ich. „Eine Nudel ist ein Gebet.“ Ich esse fünf weitere. Aber nur fünf. Ich gehe nach Hause.

Trinke literweise Wasser. Lese die Zutatenliste meines Multivitaminpräparats zur Buße.

Die Waage verzeiht. Der Magen schweigt. Mein Herz flüstert: „Du hast dich kontrolliert. Du hast gelitten. Du bist bereit.“ Mein Schweinehund isst heimlich einen Grissini. Ich lasse ihn.

DAS CURRY-EXPERIMENT

Es begann wie viele fatale Entscheidungen: Mit einer harmlosen Idee. Ich stand im Bioladen, zwischen Koriander und Kokosmilch, als mein Gehirn sagte: „Tim, du bist jetzt ein freier Mann. Du bist in der Testphase. Du darfst wieder würzen. Und braten. Und… löffeln!“

Ich kaufte alles: Zucchini, Aubergine, Hähnchen, frischen Ingwer, Koriander und eine Dose Kokosmilch. Ich fühlte mich wie ein kulinarischer Indiana Jones auf der Jagd nach dem verlorenen Umami.

Zu Hause rührte ich. Ich kostete. Ich erstarrte. Es war gut. Zu gut. So gut, dass ich kurz googelte, ob man sich selber bei „The Taste“ anmelden darf. Ich aß. Langsam. In Etappen. Mit der Demut eines Mannes, der weiß, dass 200 Milliliter Kokosmilch in der Testphase so harmlos sind wie ein Elefant im Porzellanladen.

Eine Stunde später bin ich satt. Glücklich. Müde. Mein Kreislauf scheint zu verdauen, was meine Seele noch nicht verarbeitet hat: Tim hat sich übergessen. An legalem Essen. Ich träume von Löffeln und leichter Schuld. Am nächsten Morgen: Waage neutral. Bauch akzeptabel. Kein Rückfall. Keine Reue. Mein Schweinehund sagt: „Wir leben noch. Und das zählt.“ Ich nicke. Und trinke Fencheltee.

DAS COMEBACK DER JEANS

Es gibt Dinge, die trägst du nicht. Die bewahrst du auf. Wie einen alten Liebesbrief. Oder ein Konzertticket. Oder… die Jeans aus der Vor-Schokoriegel-Ära. Ich nenne sie: die Jeans der Wahrheit. Sie lebt in der dritten Schublade. Ganz unten. Neben einem Gürtel aus besseren Tagen und einem T-Shirt, das nie wieder T-Shirt sein wird.

Heute – nach über sieben Wochen Kur, Stabilisierung, Testerei und verzichtvollem Feinschmeckertum – heute ist der Tag. Ich ziehe sie hervor. Sie wirkt kleiner, als ich sie in Erinnerung hatte. Oder ich größer. Oder beides. Ich atme tief ein. Ich ziehe sie hoch. Ein Bein. Zwei Beine. Zug. Zitter.

Reißverschluss. Knopf. … er schließt. Ein stiller Moment. Ein Triumph in Denim.

Im Büro fragt Sabine: „Trägst du wieder deine alte Hose?" – „Sieht gut aus." Ich nicke – innerlich stehend applaudierend. Jürgen sagt: „Pass auf, dass sie nicht platzt." Ich sage: „Heute nicht, Jürgen. Heute ist historisch." Am Ende sind 9,5 Kilo weg. 10 Zentimeter am Bauch.

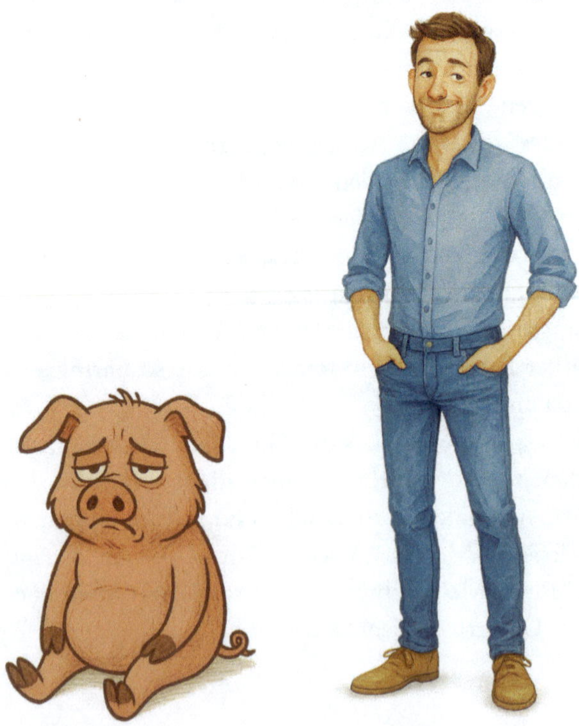

Sechs an der Brust. Ich esse wieder normal. Ich gönne mir. Aber nicht zu oft. Ich genieße. Aber nicht blind. Ich koche. Ich lache. Vor allem über mich selbst. Weil ich gelernt habe: Selbstoptimierung ohne Humor, ist wie Eiweißpulver ohne Wasser. Staubig. Und völlig daneben. Ich ziehe die Jeans wieder aus. Falte sie sorgfältig. Lege sie nicht zurück in die unterste Schublade. Sondern in die erste. Neben meine Vitamine. Meine Einkaufsliste. Und ein Post-it, auf dem steht: „Du bist besser als der Donut."

LOS GEHT'S

DEINE 21-TAGE- STOFFWECHSELKUR

VITALSTOFFE – DEINE UNSICHTBAREN HELFER AUF DER 21-TAGE-STOFFWECHSELKUR

Wenn du dich auf eine Stoffwechselkur einlässt, passiert im Körper eine Menge. Es wird entgiftet, entschlackt und dein Stoffwechsel wird auf Hochtouren gebracht. Doch damit das funktioniert, braucht dein Körper mehr als nur Verzicht und Shakes. Er braucht Unterstützung – und die kommt in Form von Vitalstoffen.

Vitalstoffe sind natürliche Substanzen wie Vitamine, Mineralien, Spurenelemente, Enzyme, Ballaststoffe und Fettsäuren, die dein Körper braucht, um gesund und leistungsfähig zu bleiben. Sie helfen, die Zellfunktionen zu erhalten, entgiften deinen Körper, stärken das Immunsystem und sorgen dafür, dass dein Stoffwechsel richtig arbeitet.

DIE WICHTIGSTEN VITALSTOFFE WÄHREND DER KUR – UND WAS SIE IN DEINEM KÖRPER SO TREIBEN

Um deine Kur erfolgreich zu machen, ist es wichtig, auf hochwertige Vitalstoffe mit guter Bioverfügbarkeit zu setzen – also solche, die dein Körper gut aufnehmen und verwerten kann. Die hier aufgeführten Komponenten beziehen sich auf das Sortiment eines bekannten Anbieters, der sich auf natürliche und wirksame Vitalstoffe mit hoher Bioverfügbarkeit spezialisiert hat.

- **Ballaststoffe & Darmreinigung**
  Für eine bessere Verdauung und innere Ordnung
  Ein Mix aus löslichen Faserstoffen, Mineralstoffen und natürlichen Bakterienkulturen, der deinen Darm sanft durchfegt, die Darmzotten frei-

legt und die Verdauung auf Vordermann bringt. Kurz gesagt: Hier wird sauber gemacht – aber angenehm.

- **Omega-3-Fettsäuren (EPA/DHA)**
  Für Herz, Hirn und hormonelle Harmonie
  In der fettarmen Kurphase oft Mangelware, aber unverzichtbar: Omega-3 hilft dem Herz-Kreislauf-System, unterstützt deine Konzentration und wirkt entzündungshemmend – ganz ohne fischige Begleiterscheinungen.

- **OPC (Oligomere Proanthocyanidine)**
  Für Zellschutz und straffere Haut
  Ein starkes Antioxidans aus Traubenkernen, das freie Radikale in Schach hält, Haut und Bindegewebe unterstützt und sogar Allergien dämpfen kann. Für alle, die sich innerlich faltenfrei fühlen wollen.

- **Organischer Schwefel (MSM)**
  Für Entgiftung und Gelenkfreundlichkeit
  Bindet Giftstoffe, unterstützt deren Ausscheidung und wirkt entzündungshemmend. Hilft dem Körper beim „Ausmisten" – quasi wie ein Frühjahrsputz auf Zellebene, aber ganzjährig einsetzbar.

- **Probiotische Kulturen**
  Für eine starke Darmflora
  Gesunde Milchsäurebakterien zur Unterstützung deiner Verdauung und Immunfunktion. Besonders hilfreich, wenn dein Bauch früher eher ein Stimmungstier war – und du ihm jetzt wieder Harmonie gönnst.

- **Basischer Mineralstoffkomplex**
  Für einen ausgeglichenen Säure-Basen-Haushalt
  Wenn dein Körper zu sauer wird (z. B. durch Stress, Kaffee oder Kantinenessen), hilfen Säure-Basen-regulierende Vitalstoffe, ihn wieder ins Gleichgewicht zu bringen. Weniger Säure = mehr Wohlfühlen. So einfach ist das.

- **Stoffwechselaktivatoren & natürliche Energiespender**
  Für mehr Schwung beim Fettabbau
  Pflanzenstoffe, Vitamine und Mineralien, die deinen Stoffwechsel sanft antreiben, dir Energie liefern und helfen, das Tief nach dem Shake am Leben vorbei zu umgehen. Funktioniert erstaunlich gut – auch ohne Espresso.

DIE FREIWILLIGEN SHAKETAGE – KEIN MUSS, ABER EIN TURBO

Wenn du möchtest, kannst du die Kur mit ein bis zwei sogenannten Shaketagen beginnen. Muss man nicht. Kann man aber. Und wie so oft im Leben: Wer freiwillig leidet, hat's am Ende manchmal leichter.

Die Idee dahinter: Hochwertige Proteinshakes versorgen dich mit allen essenziellen Bausteinen für Muskeln, Stoffwechsel und moralische Standfestigkeit. Sie sind leicht verdaulich, machen erstaunlich satt (für Flüssigkeit) und liefern dem Körper alles, was er braucht – ohne dass du stundenlang Brokkoli schnippeln oder mit Sellerie kämpfen musst.

Kurz gesagt: Du gibst deinem Stoffwechsel einen kleinen Schubs – freundlich, aber bestimmt. Und du nimmst schon vor der eigentlichen Diätphase den ersten Schwung mit.

Bonus: Kein Kochen, kein Abwasch, kein „Was ess ich heute?" – nur Shake, Schluck und durch.

Geschmacklich bewegen wir uns irgendwo zwischen „geht schon" und „Irgendwas mit Vanille- der Schokonote", aber hey: Es sind nur ein, zwei Tage. Dafür darfst du dich danach ganz offiziell auf Gemüse freuen. Und das will was heißen.

DER AKTIVATOR – DER KLEINE HELFER MIT GROßER WIRKUNG

Schon ab dem ersten Ladetag solltest du den Stoffwechsel-Aktivator in Form von Globuli einnehmen. Er hilft, deinen Körper optimal auf die bevorstehenden Veränderungen vorzubereiten und die Stoffwechselprozesse anzuregen. Die Einnahme erfolgt meist viermal täglich je fünf Globuli.

Wenn du dich fragst, wo du den Aktivator bekommst: Er ist bequem online erhältlich, zum Beispiel bei seriösen Versandhändlern wie Amazon oder spezialisierten Shops für Naturheilkunde.

Natürlich kannst du den Aktivator auch in Apotheken oder bei Heilpraktikern vor Ort erfragen. Wichtig ist, dass du auf eine gute Qualität achtest, um deinen Körper bestmöglich zu unterstützen.

TIPPS FÜR DEN ERFOLG MIT VITALSTOFFEN

- Achte darauf, die Vitalstoffe regelmäßig und in der empfohlenen Dosierung einzunehmen.
- Trinke dazu ausreichend Wasser, um den Entgiftungsprozess zu unterstützen.
- Informiere dich, ob du eventuell Allergien oder Unverträglichkeiten gegen einzelne Komponenten hast.
- Konsultiere bei Unsicherheiten deinen Arzt oder Ernährungsberater.
- Mein Tipp: Vitalstoffe der Firma Lifeplus erfüllen die höchsten Standards.

Ich habe gute Erfahrungen gemacht mit den Produkten der Firma Lifeplus:

	Ballaststoff-drink	Organischer Schwefel (MSM) (bei Bedarf)	Antioxidantien (OPC)	Omega-3-Kapseln*	Probiotische Kulturen (Für eine starke Darmflora)	Basischer Mineralstoff-komplex (Für einen gesunden Säure-Basen Haushalt)
Morgens	2 Messlöffel mit 300 ml Wasser	4 Presslinge	2 Presslinge	1 Kapsel	-	3 Presslinge (nach dem Frühstück)
Mittags	-	-	-	-	-	3 Presslinge (nach dem Frühstück)
Abends	-	4 Presslinge	-	1 Kapsel	2 Kapseln	

ABLAUFPLAN

DER 21-TAGE-STOFFWECHSELKUR – DEIN WEG ZU MEHR LEICHTIGKEIT

Herzlichen Glückwunsch! Du hast dich entschieden, deinem Körper und deinem Wohlbefinden etwas Gutes zu tun. Die 21-Tage-Stoffwechselkur ist ein bewährtes Programm, das dir dabei hilft, Entgiftung, Entschlackung und Entsäuerung zu fördern – und als willkommener Nebeneffekt genau da Fett abzubauen, wo du es nicht mehr haben möchtest.

Damit du genau weißt, was auf dich zukommt und wie du am besten vorgehst, bekommst du hier eine klare Übersicht über die vier Phasen der Kur:

PHASE 1: SCHLEMMERTAGE (2 TAGE)

Diese ersten zwei Tage sind deine Vorbereitung – und gleichzeitig eine kleine Belohnung. Du darfst essen, was du willst: möglichst fettreich und kohlenhydratreich, um deine Nährstoffdepots voll zu tanken und deinen Stoffwechsel auf Trab zu bringen.

Parallel nimmst du den Aktivator und die Vitalstoffe ein, damit dein Körper bestens für die kommenden Herausforderungen gewappnet ist.

PHASE 2: REDUKTIONS- UND DIÄTPHASE (21 TAGE)

Jetzt wird's ernst: Die Hauptphase der Kur. Ziel ist es, Fett abzubauen, den Körper zu entgiften und den Säure-Basen- Haushalt wieder ins Gleichgewicht zu bringen.

In den ersten drei Tagen machst du ein Shake-Fasten (nicht unbedingt notwendig aber Sinnvoll), bei dem du mittags und abends jeweils einen Protein- und Vitalstoffshake zu dir nimmst.

Du kannst dazu ergänzend Intervallfasten machen um dem Darm etwas Ruhe zu gönnen – das heißt, du solltest erst 16 bis 18 Stunden nach der letzten Mahlzeit vom Vortag wieder essen. Auch das ist nicht zwingend notwendig. Mir hat hat es allerdings gut getan.

Nach diesen Shaketagen folgst du der Reduktionsphase, in der du mittags und abends jeweils 120 bis 120 Gramm Lebensmittel aus der erlaubten Eiweißkategorie zu dir nimmst. Alle Speisen bereitest du fettfrei zu.

Während dieser Zeit setzt du die Einnahme von Aktivator und Vitalstoffen fort.

PHASE 3: STABILISIERUNG (21 TAGE)

Damit dein Erfolg nachhaltig bleibt, folgt die Stabilisierung. Dein Gewicht soll sich nun um ±1 kg einpendeln.

In dieser Phase verzichtest du weiterhin auf Kohlenhydrate, Zucker, Alkohol und Fertigprodukte, kannst aber nach und nach gesunde Fette wieder in deinen Speiseplan aufnehmen. Die Kalorienzufuhr wird langsam gesteigert. Die Vitalstoff-Einnahme wird fortgeführt, jedoch ohne den Aktivator.

PHASE 4: TESTPHASE (4 BIS 6 MONATE)

Die längste Phase ist der Test, in der du herausfindest, welche Lebensmittel dein Körper gut verträgt und welche nicht. So festigst du dein neues Lebensgefühl und lernst einen achtsamen Umgang mit Ernährung, Kohlenhydraten, Zucker und Alkohol.

Auch hier bleiben die Vitalstoffe ein wichtiger Bestandteil deiner täglichen Routine.

EIN PAAR LETZTE TIPPS FÜR DEINE KUR

- Sei geduldig und konsequent. Der Erfolg kommt mit der Zeit, nicht übers Knie gebrochen.
- Bleib in Bewegung. Auch kleine Spaziergänge helfen deinem Stoffwechsel.

- Trinke ausreichend Wasser. Das unterstützt die Entgiftung.
- Mach dir Notizen. Fotos, Maße, Gefühle – alles, was dich motiviert.
- Lass dir Zeit bei der Umstellung. Dein Körper braucht einen Moment, um sich zu adaptieren.

LEBENSMITTELLISTE – WAS DARF AUF DEN TELLER?

Die Ernährung während der Stoffwechselkur ist klar strukturiert – aber keine Sorge: Hungern musst du nicht, du musst nur wissen, was du darfst. Und das ist mehr, als man denkt. Die Auswahl an Lebensmitteln ist erstaunlich vielseitig.

Erlaubte Proteinquellen sind unter anderem fettarmes Fleisch wie Filet, Steak, Tatar, Roastbeef, Hühner- oder Putenbrust, Kalbfleisch sowie mageres Schweineschnitzel.

Auch Fisch ist willkommen – fettarm versteht sich. Geeignet sind zum Beispiel Kabeljau, Dorade, Seezunge, Thunfisch in Wasser, Scampi oder Garnelen. Wichtig: Haut und sichtbares Fett bitte entfernen, gebraten wird mit dem Kontaktgrill oder in der Pfanne ohne Öl.

Beim Gemüse darfst du dich fast austoben. Frisch oder tiefgekühlt (ohne Zusätze) sind erlaubt: Brokkoli, Blumenkohl, Tomaten, Gurken, Paprika, Zucchini, Lauch, Spinat, Mangold, Chicorée, Sauerkraut, Champignons, Rosenkohl, Radieschen, Sellerie, Kohl in allen Farben, Rucola, Frühlingszwiebeln und vieles mehr. Die Devise: grün ist gut, bunt ist besser, alles ohne Fett.
Obst ist – in kleinen Mengen – erlaubt, wenn es sein muss. Saure Äpfel, Grapefruit, Beeren, Birnen, Pflaumen, Kirschen oder Mandarinen sind mögliche Optionen. Aber wirklich nur, wenn der Schweinehund ganz laut winselt.

Getränke sind klar geregelt: Wasser ohne Kohlensäure in rauen Mengen (mindestens 2 Liter), schwarzer Kaffee (ein Hauch Milch ist erlaubt), ungesüßter Kräutertee oder grüner Tee. Alles andere: bitte freundlich ignorieren.

Gewürzt werden darf mit Steinsalz, Pfeffer, frischen Kräutern, Apfelessig,

Balsamico, Zitronensaft, Senfpulver, Sojasauce (zuckerfrei), Tabasco, Sambal Oelek und einer Prise Mut. Süßen? Wenn's denn sein muss, dann mit Stevia.

Snacks? Theoretisch erlaubt: ein Knäckebrot oder zwei Grissini am Tag. Praktisch: meist verzichtbar.

So klar, so simpel – und nach ein paar Tagen wird dir diese Auswahl seltsam luxuriös vorkommen. Denn wenn der Körper plötzlich „Danke" sagt, schmeckt selbst Brokkoli wie ein Gruß aus der Sterne-Küche.

DIE MAßTABELLE – DEIN FORTSCHRITT MESSBAR MACHEN

Regelmäßiges Messen motiviert und zeigt dir, wo du Fortschritte machst. Hier sind die wichtigsten Maße, die du regelmäßig notieren solltest:

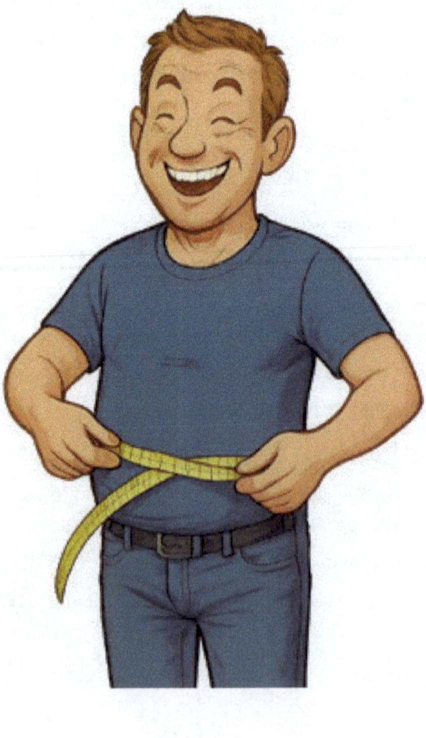

- **Brustumfang:** auf Höhe der Brustwarzen
- **Taille:** am Bauchnabel
- **Hüfte:** größter Umfang
- **Oberschenkel:** Mitte des Oberschenkels
- **Oberarme:** Mitte des Oberarms
- **Körpergewicht:** idealerweise täglich oder wöchentlich

Führe deine Messungen am besten immer zur gleichen Tageszeit durch und notiere die Werte, um Veränderungen sichtbar zu machen.

REZEPTE

GENUSS STATT VERZICHT

Wer denkt, eine Stoffwechselkur bedeutet Verzicht und fade Kost, der irrt gewaltig. Gesund essen heißt nicht, den Geschmack zu opfern, sondern ihn klug und bewusst zu genießen. Die folgenden Rezepte sind speziell auf die Reduktionsphase der 21-Tage-Stoffwechselkur abgestimmt. Sie liefern dir die richtige Portion hochwertiges Eiweiß, viel frisches Gemüse und genau die Würze, die den Unterschied macht – ohne dabei Kalorien zu verschwenden oder deinen Stoffwechsel auszubremsen.

WAS DU WISSEN SOLLTEST:

- Jede Mahlzeit besteht aus etwa 120–130 Gramm Protein (Fleisch, Fisch oder Meeresfrüchte in gegarter Form) sowie beliebig viel Gemüse oder Salat.
- Gemüse ist frisch, vielfältig und liefert wertvolle Ballaststoffe, Vitamine und Mineralien.
- Alle Gerichte werden fettarm zubereitet, ohne Braten in viel Öl oder Sahnesoßen.
- Gewürze sind erlaubt und erwünscht, solange sie ohne Zuckerzusatz sind.
- Die Rezepte sind für zwei Portionen ausgelegt – perfekt für dich und deinen Mitbewohner oder den Vorrat.

RINDERFILET AUF RATATOUILLE

(2 Portionen)

ZUTATEN

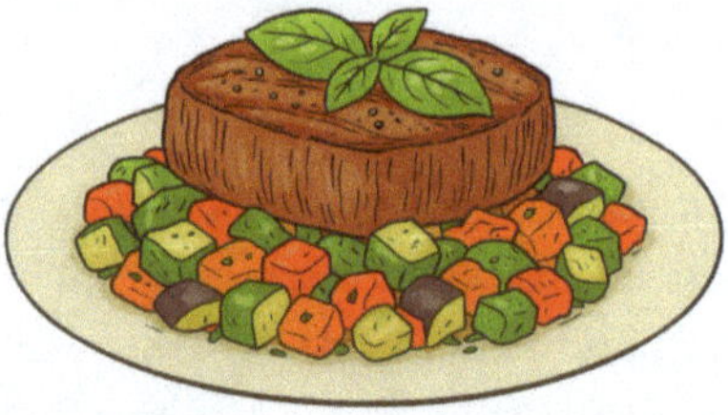

- 200 g Rinderfilet
- 200 g Aubergine
- 100 g Zucchini
- 150 g grüne Paprika
- 60 g Lauch
- 1 Knoblauchzehe
- Thymian, Basilikum (frisch oder getrocknet)
- Pfeffer, Salz

ZUBEREITUNG

- Das Gemüse in kleine Würfel schneiden und in einer Pfanne ohne Fett zunächst trocken anbraten.
- Mit 100 ml Wasser ablöschen und einige Minuten leicht köcheln lassen.
- Mit Salz, Pfeffer und den Kräutern würzen.
- Das Rinderfilet in einer heißen Pfanne von beiden Seiten etwa 2 Minuten scharf anbraten. Dabei pfeffern und salzen.
- Das Ratatouille auf Tellern anrichten und das Filet darauflegen.

GRÜNER SALAT MIT GARNELEN

(2 Portionen)

ZUTATEN

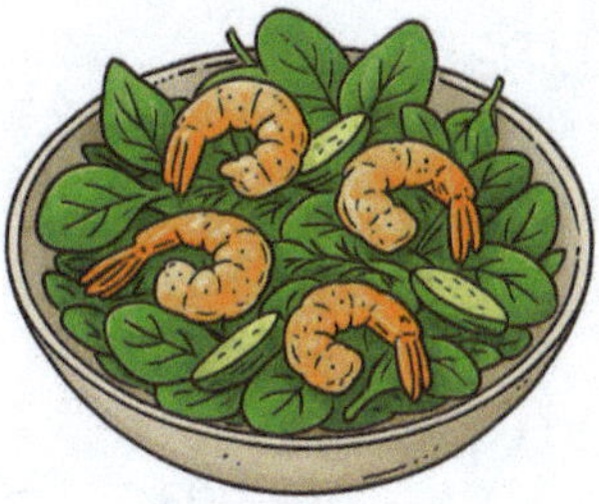

- 240 g Garnelen
- 300 g Blattsalat (z. B. Baby-Spinat)
- 100 g grüner Spargel
- 60 g Lauch
- ½ Bund Dill
- 2 TL Senf (ohne Zucker)
- 1 EL Apfelessig
- Pfeffer, Salz

ZUBEREITUNG

- Lauch klein schneiden und in einer Pfanne ohne Fett trocken anbraten.
- Garnelen hinzufügen und mit anbraten, bis sie gar sind.
- Die Enden des Spargels abschneiden, die ersten 3–4 cm schräg und dünn schneiden, zum Lauch und den Garnelen geben und mit Apfelessig ablöschen. Kurz köcheln lassen, eventuell etwas Wasser dazugeben.
- Inzwischen den Salat waschen, putzen und in eine Schüssel geben.
- Den restlichen Spargel dünn und schräg schneiden und zum Salat geben.
- Mit Pfeffer, Salz, kleingehacktem Dill und 2 TL Senf vermengen.
- Die Garnelen-Spargel-Mischung gut untermengen und servieren.

PUTENCURRY MIT BLUMENKOHL

(2 Portionen)

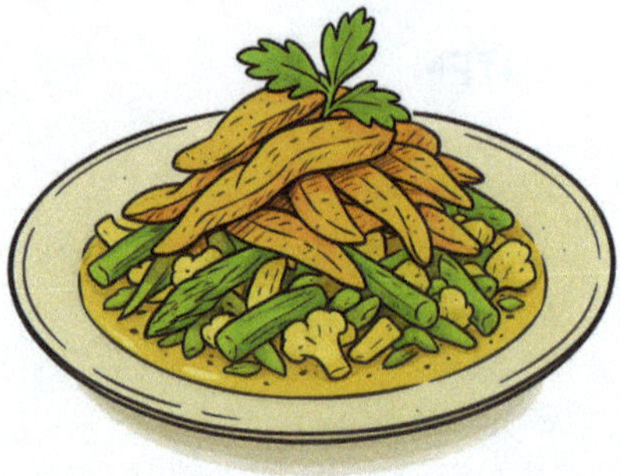

ZUTATEN

- 260 g Putenbrust
- 300 g weißer Spargel
- 100 g Blumenkohl
- 60 g Lauch
- ½ Blatt Koriander
- Currymischung
- Salz

ZUBEREITUNG

- Spargel schälen, schräg und dünn schneiden. Lauch klein schneiden und in einer trockenen Pfanne anbraten.
- Blumenkohl sehr fein schneiden oder in der Küchenmaschine zu Blumenkohlreis verarbeiten und dazugeben.
- Putenbrust in dünne Streifen schneiden und mit in die Pfanne geben.
- Currymischung und Salz hinzufügen und mit etwas Wasser ablöschen.
- Alles gut vermengen und kurz köcheln lassen.
- Mit kleingehacktem Koriander bestreuen und servieren.

FORELLE AUF GEMÜSEBETT

(2 Portionen)

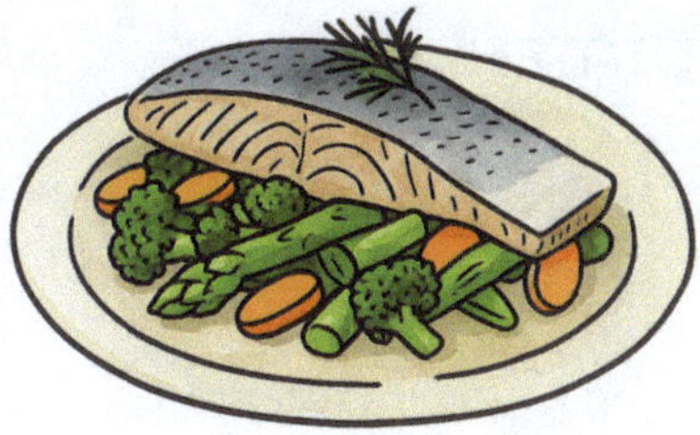

ZUTATEN

- 2 Forellenfilets (je ca. 150 g)
- 100 g Brokkoli
- 100 g grüner Spargel
- 80 g Karotten
- 1 Knoblauchzehe
- 1 Zitrone (Saft)
- Frischer Dill
- Salz, Pfeffer

ZUBEREITUNG

- Brokkoli in kleine Röschen teilen, Spargel in Stücke schneiden, Karotten schräg in Scheiben schneiden.
- Das Gemüse in einer Pfanne ohne Fett kurz anbraten, dann mit wenig Wasser ablöschen und leicht gar dünsten.
- Forellenfilets mit Zitronensaft beträufeln, mit Salz und Pfeffer würzen.
- Filets in einer beschichteten Pfanne bei mittlerer Hitze ca. 3 Minuten auf jeder Seite braten.
- Das Gemüse auf Tellern anrichten, Forellenfilets darauflegen und mit frischem Dill garnieren.

HÄHNCHENBRUST AUF OFENGEMÜSE

(2 Portionen)

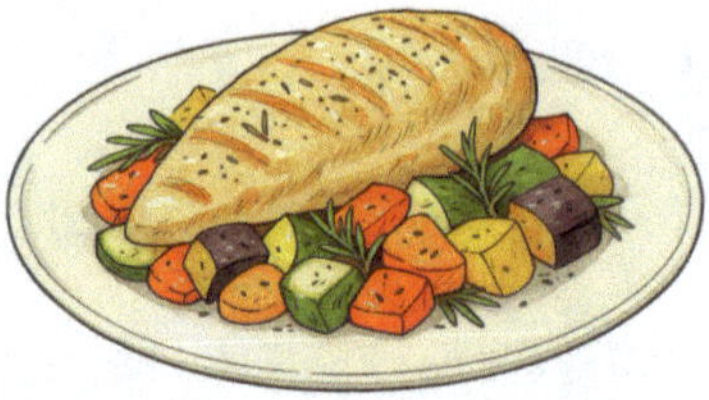

ZUTATEN

- 250 g Hähnchenbrust
- 200 g Zucchini
- 100 g rote Paprika
- 100 g gelbe Paprika
- 80 g Aubergine
- 1 Knoblauchzehe
- Rosmarin, Thymian (frisch oder getrocknet)
- Salz, Pfeffer

ZUBEREITUNG

- Backofen auf 180 °C Umluft vorheizen.
- Das Gemüse in mundgerechte Stücke schneiden, in eine Schüssel geben, mit Salz, Pfeffer, Knoblauch und Kräutern würzen.
- Auf einem mit Backpapier belegten Blech verteilen.
- Die Hähnchenbrustfilets salzen, pfeffern und oben auf das Gemüse legen.
- Im Ofen etwa 25–30 Minuten garen.
- Herausnehmen und auf Tellern anrichten – das Gemüse duftet intensiv und die Hähnchenbrust ist saftig.

ZUCCHINI-SPAGHETTI MIT HÄHNCHEN

(2 Portionen)

ZUTATEN

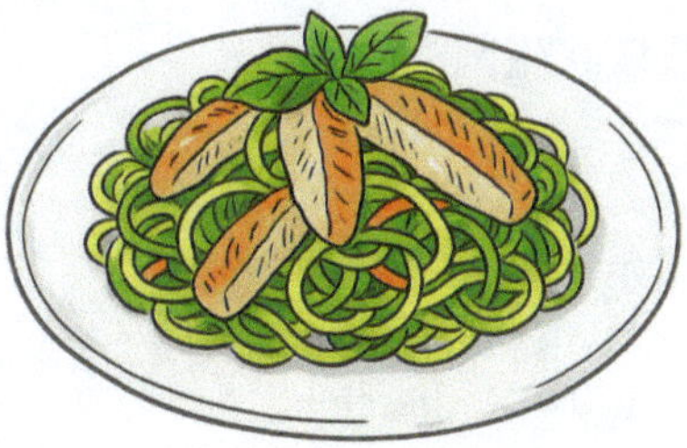

- 250 g Hähnchenbrust
- 300 g Zucchini
- 1 Knoblauchzehe
- 1 TL Senf (zuckerfrei)
- 1 TL Tomatenmark (zuckerfrei)
- Frischer Basilikum
- Salz, Pfeffer

ZUBEREITUNG

- Die Zucchini mit einem Spiralschneider oder Sparschäler in lange „Spaghetti" schneiden.
- Knoblauch fein hacken, Hähnchenbrust in dünne Streifen schneiden.
- In einer beschichteten Pfanne den Knoblauch und das Hähnchen ohne Fett anbraten.
- Mit Senf und Tomatenmark abschmecken und mit etwas Wasser leicht einkochen lassen.
- Zucchini-Spaghetti ganz zum Schluss unterheben und kurz erwärmen – sie sollten bissfest bleiben.
- Mit frischem Basilikum, Salz und Pfeffer würzen und servieren.

TATAR MIT RADIESCHEN-GURKEN-SALAT

(2 Portionen)

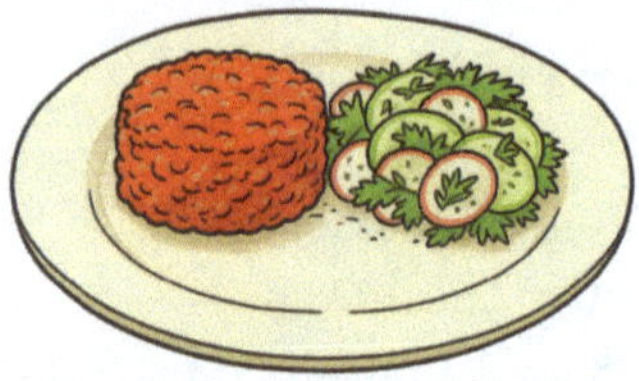

ZUTATEN

- 250 g Tatar (mageres Rinderhack)
- 150 g Salatgurke
- 100 g Radieschen
- 60 g Lauch
- Frische Petersilie
- 1 TL Senf (zuckerfrei)
- 1 TL Apfelessig
- Salz, Pfeffer

ZUBEREITUNG

- Das Tatar in zwei Portionen aufteilen und zu kleinen „Steaks“ formen.
- In einer beschichteten Pfanne ohne Fett von jeder Seite 2–3 Minuten scharf anbraten oder nach Wunsch roh lassen.
- Gurke und Radieschen in feine Scheiben schneiden, Lauch sehr fein hacken.
- Alles in einer Schüssel mit Apfelessig, Senf, Salz und Pfeffer vermengen.
- Frische Petersilie fein hacken und über den Salat geben.
- Salat auf Tellern anrichten, Tatar darauf oder daneben servieren.

RÜHREI MIT GEMÜSE

(2 Portionen)

ZUTATEN

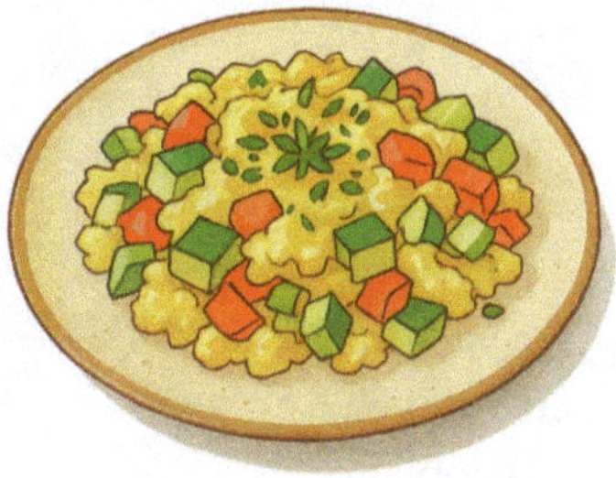

- 1 Ei, 4 Eiweiß
- 200 g Zucchini
- 100 g Paprika (rot oder gelb)
- 80 g Lauch
- Frische Kräuter
  (z. B. Schnittlauch oder Petersilie)
- Salz, Pfeffer

ZUBEREITUNG

- Zucchini und Paprika in kleine Würfel schneiden, Lauch fein hacken.
- Gemüse in einer beschichteten Pfanne ohne Fett anbraten, bis es leicht gebräunt und bissfest ist.
- 3 Eier trennen und nur das Eiweiß verwenden. Diese und ein ganzes Ei in einer Schüssel aufschlagen, salzen, pfeffern und gut verquirlen.
- Die verquirlten Eier über das Gemüse gießen und bei mittlerer Hitze stocken lassen. Dabei gelegentlich umrühren.
- Zum Schluss mit frisch gehackten Kräutern bestreuen und direkt servieren.

HÄHNCHEN AUF CHICORÉE-GEMÜSE

(2 Portionen)

ZUTATEN

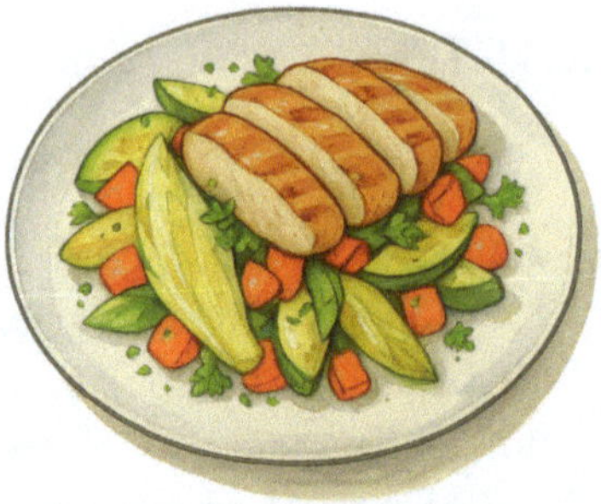

- 250 g Hähnchenbrust
- 2 Köpfe Chicorée
- 1 Zucchini (ca. 200 g)
- 80 g Lauch
- 1 Knoblauchzehe
- Frische Petersilie oder Schnittlauch
- Salz, Pfeffer

ZUBEREITUNG

- Zucchini in Scheiben schneiden, Chicorée längs vierteln, Lauch und Knoblauch fein hacken.
- In einer beschichteten Pfanne Lauch und Knoblauch kurz anrösten.
- Chicorée und Zucchini dazugeben und mit etwas Wasser ablöschen. Gemüse bissfest dünsten.
- Hähnchenbrust in Streifen schneiden, salzen und in einer zweiten Pfanne fettfrei anbraten.
- Gemüse auf Tellern anrichten, Hähnchen darauf verteilen.
- Mit frischen Kräutern bestreuen und servieren.

GEMÜSEPFANNE MIT GARNELEN

(2 Portionen)

ZUTATEN

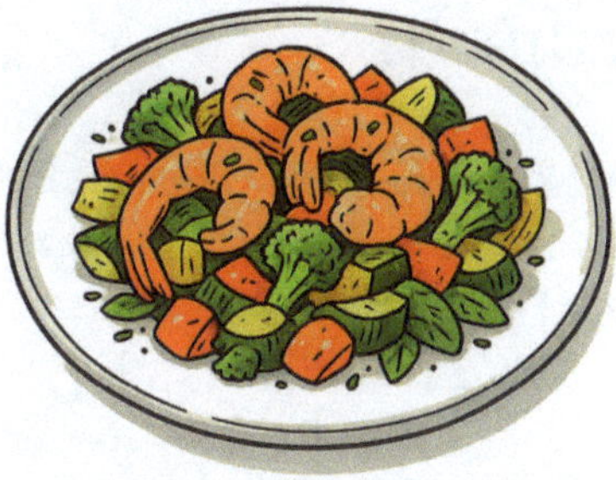

- 240 g Garnelen (geschält, entdarmt)
- 200 g Brokkoli
- 100 g Paprika (rot oder gelb)
- 80 g Zucchini
- 1 kleine rote Zwiebel oder 40 g Lauch
- 1 Knoblauchzehe
- Frischer Koriander oder Petersilie
- Salz, Pfeffer

ZUBEREITUNG

- Das Gemüse in mundgerechte Stücke schneiden. Die Zwiebel fein hacken, den Knoblauch pressen.
- In einer großen beschichteten Pfanne Zwiebel und Knoblauch ohne Fett anrösten.
- Gemüse hinzufügen, kurz anbraten und mit etwas Wasser ablöschen.
- Garnelen dazugeben und mitgaren, bis sie rosa und glasig sind (ca. 3–4 Minuten).
- Mit Salz, Pfeffer und frischen Kräutern abschmecken.
- Auf Tellern anrichten und warm genießen.

GEDÜNSTETER FISCH MIT TOMATEN- GEMÜSE

(2 Portionen)

ZUTATEN

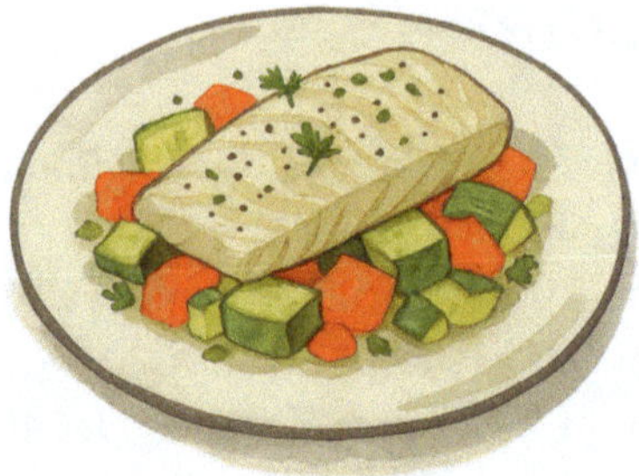

- 2 Filets magerer Fisch (z. B. Kabeljau, Seelachs oder Zander, je ca. 150 g)
- 150 g Tomaten
- 100 g Zucchini
- 80 g Fenchel
- 1 kleine rote Zwiebel
- Frische Petersilie
- Zitronensaft
- Salz, Pfeffer

ZUBEREITUNG

- Tomaten, Zucchini und Fenchel in Würfel schneiden, Zwiebel fein hacken.
- Gemüse in einer Pfanne ohne Fett andünsten, mit etwas Wasser ablöschen und weich garen.
- Fischfilets salzen, pfeffern und mit einem Spritzer Zitronensaft beträufeln.
- Auf das gedünstete Gemüse legen, Deckel auflegen und alles zusammen bei niedriger Hitze 6–8 Minuten gar ziehen lassen.
- Mit gehackter Petersilie bestreuen und servieren.

PAPRIKAGEMÜSE MIT HÄHNCHEN- STREIFEN

(2 Portionen)

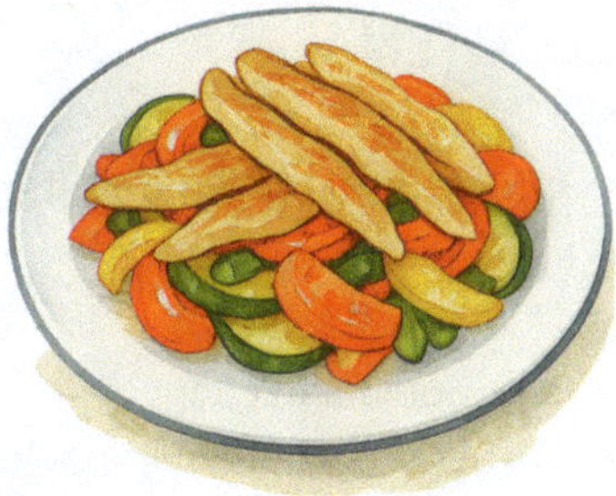

ZUTATEN

- 250 g Hähnchenbrust
- 2 Paprikaschoten
  (rot, gelb oder gemischt – ca. 250–300 g)
- 100 g Zucchini
- 1 kleine Zwiebel
- 1 Knoblauchzehe
- Frischer Thymian oder Oregano
- Salz, Pfeffer

ZUBEREITUNG

- Paprika in Streifen, Zucchini in halbe Scheiben schneiden. Zwiebel fein würfeln, Knoblauch hacken.
- Hähnchenbrust in feine Streifen schneiden und in einer beschichteten Pfanne ohne Fett anbraten. Aus der Pfanne nehmen und beiseitestellen.
- Im Bratensatz Zwiebel und Knoblauch anrösten, dann das Gemüse hinzufügen. Kurz scharf anbraten, mit etwas Wasser ablöschen und leicht köcheln lassen.
- Hähnchenstreifen zurück in die Pfanne geben, alles gut durchmischen.
- Mit Kräutern, Salz und Pfeffer würzen und heiß servieren.

BLUMENKOHLREIS MIT TATAR

(2 Portionen)

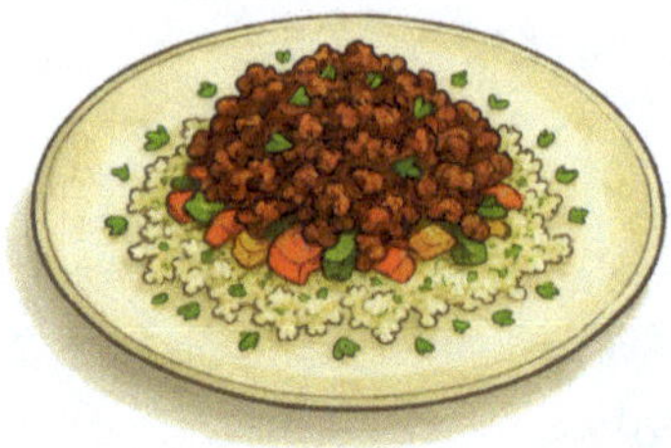

ZUTATEN

- 250 g mageres Rindertatar
- 300 g Blumenkohl
- 1 kleine Zwiebel
- 1 Knoblauchzehe
- 1 TL Tomatenmark (zuckerfrei)
- Frische Petersilie
- Salz, Pfeffer

ZUBEREITUNG

- Blumenkohl in Röschen teilen und in der Küchenmaschine oder mit einer Reibe zu „Reis“ verarbeiten.
- Zwiebel fein würfeln, Knoblauch hacken.
- In einer großen Pfanne Zwiebel und Knoblauch ohne Fett anbraten, Tatar hinzufügen und gut durchbraten.
- Tomatenmark einrühren, dann den Blumenkohlreis dazugeben. Unter Rühren leicht anbraten, mit Salz und Pfeffer abschmecken.
- Mit fein gehackter Petersilie bestreuen und direkt servieren.

SPINAT-OMELETT MIT KRÄUTERN

(2 Portionen)

ZUTATEN

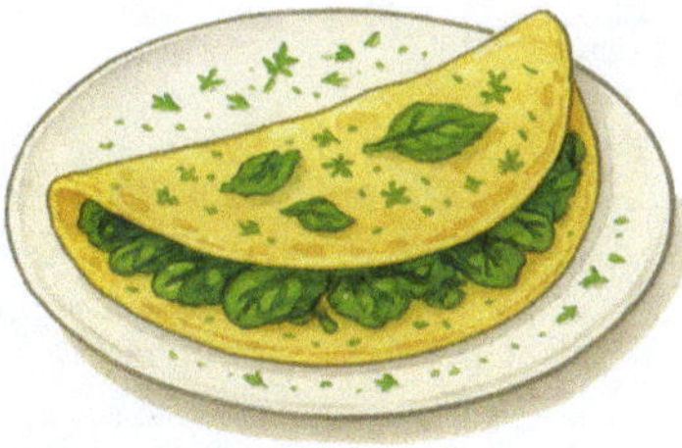

- 4 Eier
- 150 g frischer Spinat
- 1 kleine Zwiebel oder 40 g Lauch
- Frische Kräuter
  (z. B. Petersilie, Schnittlauch)
- Muskatnuss (frisch gerieben)
- Salz, Pfeffer

ZUBEREITUNG

- Den Spinat gründlich waschen, abtropfen lassen und grob hacken.
- Zwiebel fein würfeln und in einer beschichteten Pfanne ohne Fett glasig dünsten.
- Spinat hinzufügen und kurz zusammenfallen lassen.
- Eier in einer Schüssel verquirlen, mit Salz, Pfeffer und Muskatnuss würzen.
- Eiermasse über das Gemüse geben und bei mittlerer Hitze stocken lassen.
- Mit frischen Kräutern bestreuen und servieren – entweder zusammengeklappt oder offen wie ein Pfannkuchen.

KABELJAU AUF FENCHELGEMÜSE

(2 Portionen)

ZUTATEN

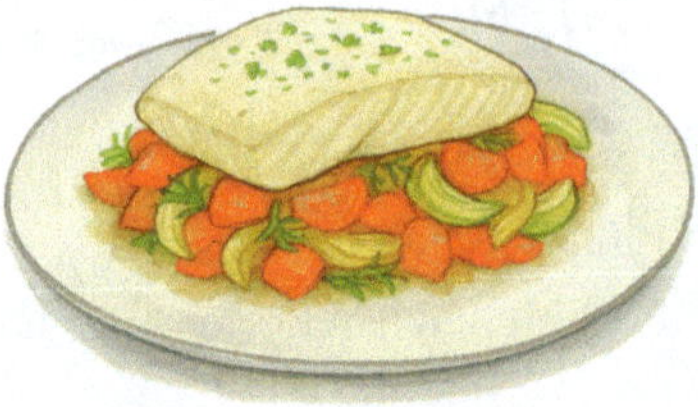

- 2 Kabeljaufilets (je ca. 150 g)
- 200 g Fenchel
- 150 g Tomaten
- 1 kleine Zwiebel
- 1 Knoblauchzehe
- Frischer Dill oder Petersilie
- Zitronensaft
- Salz, Pfeffer

ZUBEREITUNG

- Fenchel in feine Streifen, Tomaten in kleine Würfel schneiden. Zwiebel und Knoblauch fein hacken.
- Zwiebel und Knoblauch in einer beschichteten Pfanne ohne Fett anrösten, Fenchel dazugeben und mit etwas Wasser ablöschen.
- Tomaten hinzufügen und alles leicht köcheln lassen, bis das Gemüse weich ist.
- Fischfilets salzen, pfeffern, mit etwas Zitronensaft beträufeln und auf das Gemüsebett legen.
- Pfanne mit Deckel verschließen und den Fisch bei schwacher Hitze ca. 6–8 Minuten garziehen lassen.
- Mit frischen Kräutern bestreuen und servieren.

RINDERHÜFTSTEAK MIT GEMÜSECHIPS

(2 Portionen)

ZUTATEN

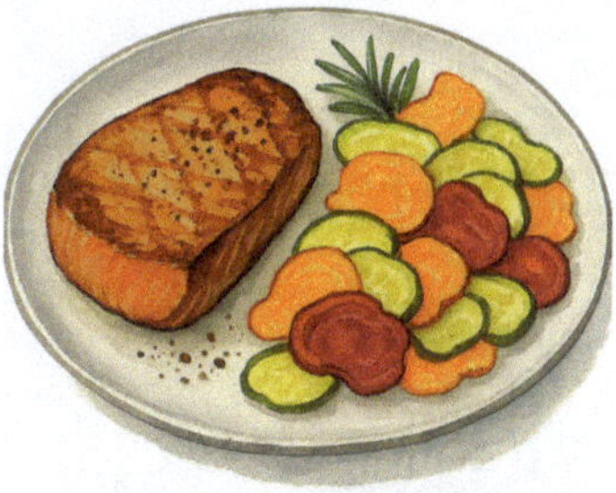

- 250 g Rinderhüftsteak
- 100 g Karotten
- 100 g Zucchini
- 100 g Rote Bete (roh)
- 1 TL Paprikapulver
- Rosmarin (frisch oder getrocknet)
- Salz, Pfeffer

ZUBEREITUNG

- Gemüse in feine Scheiben hobeln oder mit dem Sparschäler schneiden.
- Auf ein Backpapier legen, mit Paprikapulver, Salz und Rosmarin würzen.
- Im Ofen bei 160 °C Umluft etwa 20–25 Minuten knusprig backen (zwischendurch wenden).
- In der Zwischenzeit das Hüftsteak mit Salz und Pfeffer würzen und in einer beschichteten Pfanne von beiden Seiten scharf anbraten (ca. 2–3 Minuten je Seite).
- Chips mit dem Steak servieren – knackig trifft saftig.

HÄHNCHEN-ZUCCHINI-PFANNE MIT KRÄUTERN

(2 Portionen)

ZUTATEN

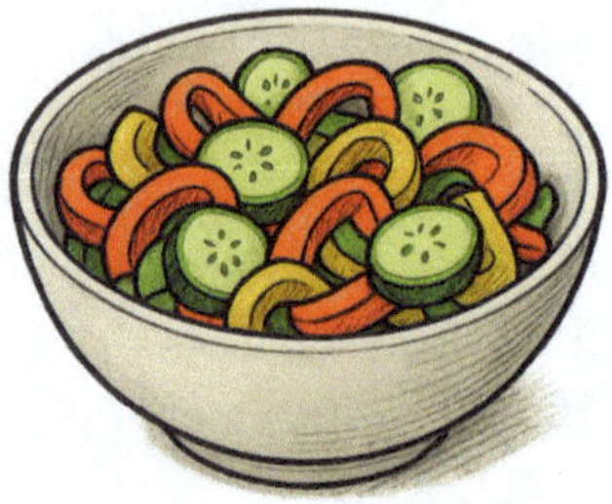

- 250 g Hähnchenbrust
- 250 g Zucchini
- 100 g Paprika
- 1 kleine Zwiebel
- 1 TL Senf (zuckerfrei)
- Frische Kräuter: Basilikum, Petersilie, Oregano
- Salz, Pfeffer

ZUBEREITUNG

- Hähnchen in Streifen schneiden, Zwiebel würfeln.
- In einer beschichteten Pfanne die Zwiebel anbraten, dann das Fleisch hinzufügen und rundherum anbraten.
- Zucchini und Paprika klein schneiden und mit in die Pfanne geben.
- Mit etwas Wasser ablöschen, mit Salz, Pfeffer und Kräutern abschmecken.
- Kurz vor dem Servieren Senf einrühren – das verleiht der Sauce eine würzige Note.
- Alles zusammen anrichten – schmeckt frisch, saftig und würzig.

GEBRATENE GARNELEN MIT FENCHEL UND ZUCCHINI

(2 Portionen)

ZUTATEN

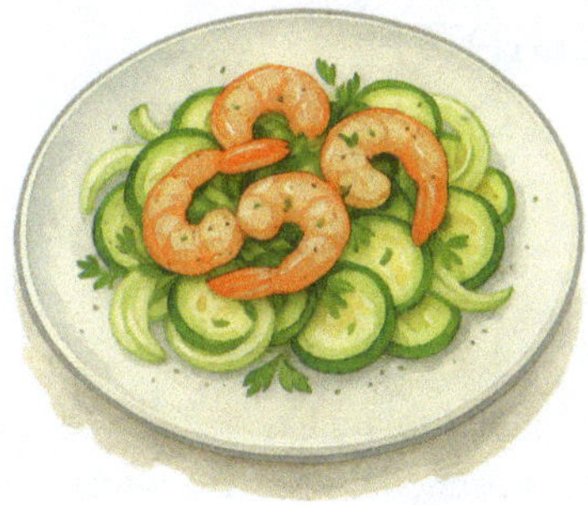

- 240 g Garnelen (geschält, entdarmt)
- 150 g Fenchel
- 150 g Zucchini
- 1 kleine rote Zwiebel
- 1 TL Zitronensaft
- Frische Petersilie oder Dill
- Salz, Pfeffer

ZUBEREITUNG

- Fenchel und Zucchini in feine Streifen schneiden, Zwiebel in dünne Ringe schneiden.
- In einer beschichteten Pfanne zuerst das Gemüse ohne Fett anbraten, mit etwas Wasser ablöschen und bissfest garen.
- Garnelen separat in einer heißen Pfanne ebenfalls ohne Fett anbraten, bis sie rosa und glasig sind.
- Gemüse und Garnelen vermengen, mit Zitronensaft beträufeln und mit Salz, Pfeffer und Kräutern abschmecken.
- Auf Tellern anrichten und direkt servieren – schmeckt frisch, leicht und trotzdem sättigend.

HÄHNCHEN MIT GRÜNEM SPARGEL UND TOMATE

(2 Portionen)

ZUTATEN

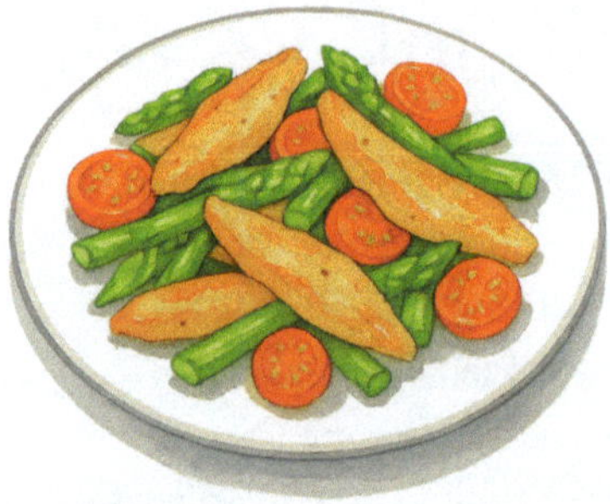

- 250 g Hähnchenbrust
- 200 g grüner Spargel
- 150 g Cocktailtomaten
- 1 kleine Zwiebel
- 1 Knoblauchzehe
- Frischer Basilikum oder
- Zitronensaft
- Salz, Pfeffer

ZUBEREITUNG

- Den grünen Spargel am unteren Ende kürzen, schräg in Stücke schneiden. Cocktailtomaten halbieren, Zwiebel fein würfeln, Knoblauch hacken.
- In einer beschichteten Pfanne Zwiebel und Knoblauch ohne Fett anbraten.
- Hähnchenbrust in Streifen schneiden, hinzufügen und rundum anbraten.
- Spargelstücke und Tomaten dazugeben, mit etwas Wasser ablöschen und kurz garen.
- Mit Salz, Pfeffer, Zitronensaft und frischen Kräutern abschmecken.
- Heiß servieren – frisch, knackig und leicht mediterran.

PUTENSTREIFEN MIT SELLERIE-PAPRIKA-GEMÜSE

(2 Portionen)

ZUTATEN

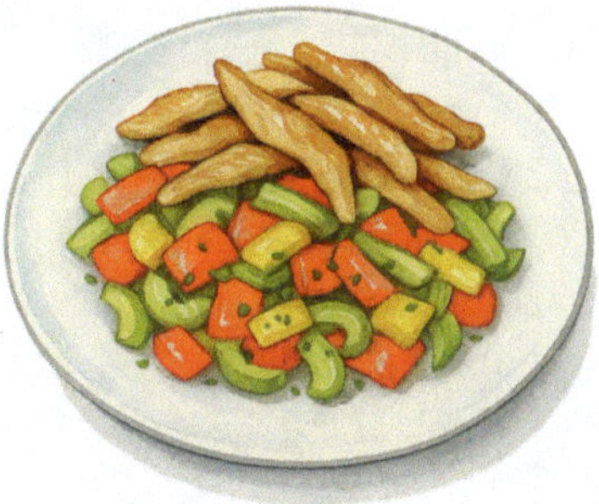

- 250 g Putenbrust
- 150 g Stangensellerie
- 150 g Paprika (rot oder gelb)
- 1 kleine Zwiebel
- 1 TL Tomatenmark (zuckerfrei)
- 1 TL Apfelessig
- Frische Petersilie
- Salz, Pfeffer

ZUBEREITUNG

- Putenbrust in feine Streifen schneiden, Sellerie in dünne Scheiben, Paprika in Streifen schneiden. Zwiebel fein würfeln.
- Zwiebel in einer beschichteten Pfanne ohne Fett anbraten, dann die Putenstreifen hinzufügen und rundum anbraten.
- Gemüse zugeben, mit etwas Wasser ablöschen und zusammen bissfest garen.
- Tomatenmark und Apfelessig einrühren, mit Salz und Pfeffer abschmecken.
- Mit gehackter Petersilie bestreuen und servieren.

LACHSFORELLENFILET AUF SPINAT-ZUCCHINI-GEMÜSE

(2 Portionen)

ZUTATEN

- 2 Lachsforellenfilet (je ca. 150 g, ohne Haut)
- 200 g frischer Spinat
- 150 g Zucchini
- 1 Knoblauchzehe
- 1 TL Zitronensaft
- Frischer Dill oder Petersilie
- Salz, Pfeffer

ZUBEREITUNG

- Zucchini in dünne Scheiben oder Halbmonde schneiden, Knoblauch fein hacken.
- Spinat waschen und abtropfen lassen.
- In einer beschichteten Pfanne den Knoblauch kurz anbraten, Zucchini dazugeben und 2–3 Minuten anbraten.
- Spinat hinzufügen, zusammenfallen lassen und mit Salz, Pfeffer und Zitronensaft abschmecken.
- Die Lachsforellenfilets in einer zweiten Pfanne ohne Fett auf beiden Seiten 3–4 Minuten braten.
- Das Gemüse auf Tellern anrichten, Lachsforellenfilets darauflegen, mit frischen Kräutern garnieren – fertig ist ein leichtes Powergericht.

ASIA HÄHNCHEN MIT INGWER & LIMETTE

(2 Portionen)

ZUTATEN

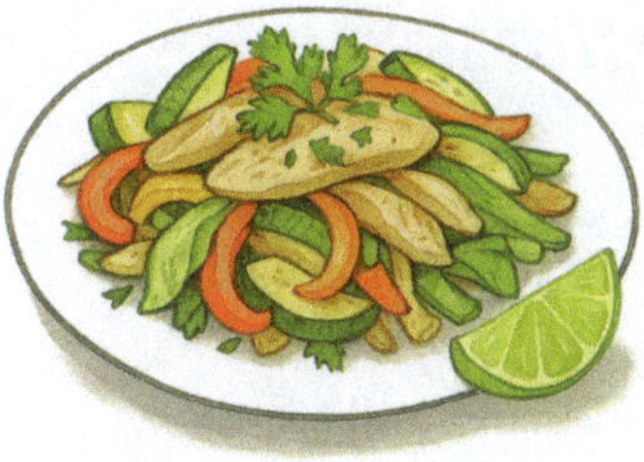

- 250 g Hähnchenbrust
- 100 g Zucchini
- 100 g Pak Choi
- 80 g Paprika (rot oder gelb)
- 1 kleine Zwiebel
- 1 Knoblauchzehe
- 1 daumengroßes Stück frischer Ingwer
- 2 EL Limettensaft (frisch)
- 1 TL Sojasauce (salzreduziert, ohne Zucker) – optional
- Frischer Koriander oder Thai-Basilikum
- Salz, Pfeffer, Chili nach Geschmack

ZUBEREITUNG

- Hähnchenbrust in dünne Streifen schneiden. Das Gemüse in mundgerechte Stücke schneiden.
- Zwiebel, Knoblauch und Ingwer fein hacken.
- In einer beschichteten Pfanne Zwiebel, Knoblauch und Ingwer ohne Fett kurz anrösten.
- Hähnchenstreifen hinzufügen, scharf anbraten.
- Das Gemüse zugeben, mit etwas Wasser ablöschen, sanft dünsten – das Gemüse sollte noch Biss haben.
- Mit Limettensaft, optional Sojasauce, Chili, Salz und Pfeffer abschmecken.
- Mit frischem Koriander oder Thai-Basilikum bestreuen und heiß servieren.

RINDERSTREIFEN AUF ITALIA-GEMÜSE

(2 Portionen)

ZUTATEN

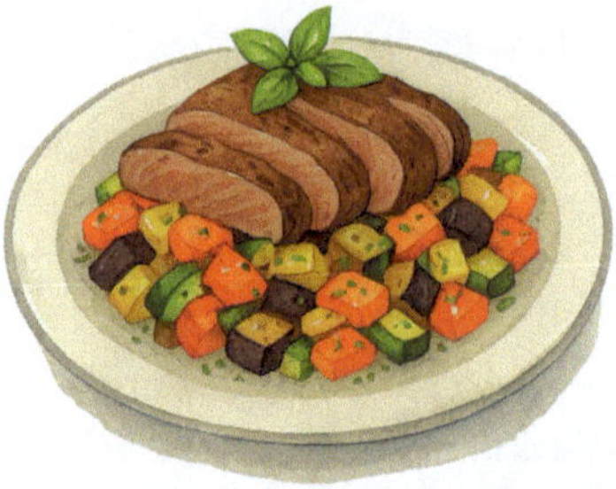

- 250 g Rinderfilet oder Rinderhüftstreifen
- 1 kleine Zucchini
- 1 kleine Aubergine
- 1 Paprika (rot oder gelb)
- 2 Tomaten
- 1 Knoblauchzehe
- 1 kleine Zwiebel
- 1 TL Tomatenmark (zuckerfrei)
- Frische Kräuter: Basilikum, Oregano, Thymian
- Salz, Pfeffer

ZUBEREITUNG

- Rindfleisch in feine Streifen schneiden.
- Gemüse würfeln, Zwiebel und Knoblauch fein hacken.
- In einer beschichteten Pfanne Zwiebel und Knoblauch trocken anrösten.
- Gemüse zugeben, mit etwas Wasser ablöschen, Tomatenmark einrühren und kurz köcheln lassen.
- Rinderstreifen in einer separaten Pfanne ohne Fett scharf anbraten, dann zum Gemüse geben.
- Mit Salz, Pfeffer und frischen Kräutern abschmecken.
- Alles gemeinsam ein paar Minuten ziehen lassen und servieren – mediterran und stoffwechselkurkonform!

KLARE GEMÜSEBRÜHE MIT HÄHNCHEN UND KRÄUTERN

(2 Portionen)

ZUTATEN

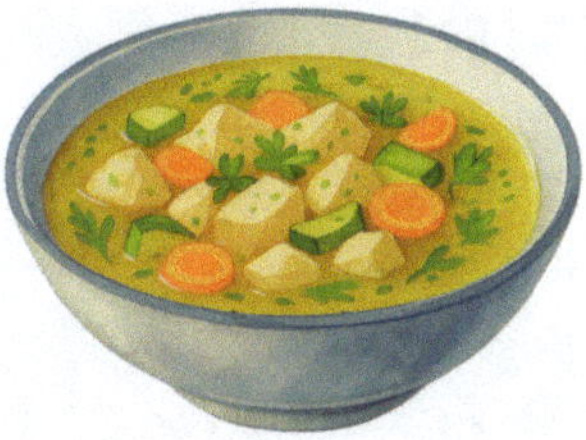

- 250 g Hähnchenbrust
- 1 kleine Zucchini
- 1 Karotte
- 50 g Lauch
- 1 Knoblauchzehe
- 800 ml Wasser
- 1 TL Apfelessig
- Frische Kräuter: Petersilie, Schnittlauch, Thymian
- Salz, Pfeffer

ZUBEREITUNG

- Hähnchenbrust in kleine Würfel oder feine Streifen schneiden.
- Zucchini, Karotte und Lauch in sehr feine Streifen oder Würfel schneiden, Knoblauch fein hacken.
- Alles zusammen mit dem Wasser in einen Topf geben und aufkochen.
- Apfelessig zugeben, mit Salz und Pfeffer würzen.
- Etwa 15–20 Minuten bei mittlerer Hitze köcheln lassen.
- Mit frisch gehackten Kräutern abschmecken und heiß servieren.

ZITRONIGER KRÄUTERQUARK MIT GURKE & RADIESCHEN

(2 Portionen)

ZUTATEN

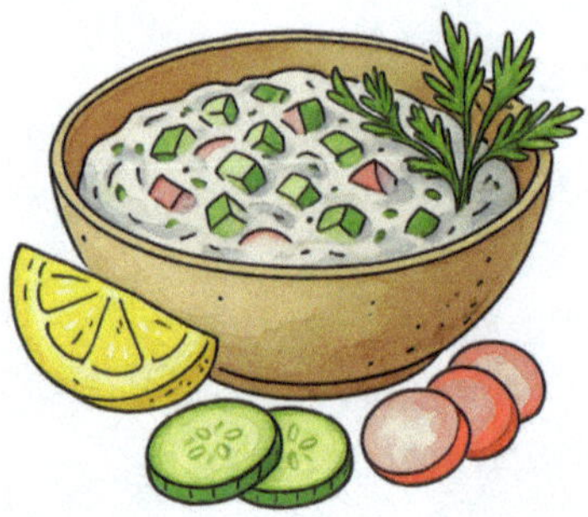

- 250 g Magerquark
- 100 g Salatgurke
- 100 g Radieschen
- 1 TL Zitronensaft
- Frische Kräuter (z. B. Schnittlauch, Petersilie, Dill)
- Salz, Pfeffer

ZUBEREITUNG

- Gurke und Radieschen in sehr feine Würfel oder Scheiben schneiden.
- Quark in eine Schüssel geben, mit Zitronensaft glatt rühren.
- Gurke und Radieschen unterheben, mit Salz und Pfeffer würzen.
- Kräuter fein hacken und unter den Quark mischen oder als Topping verwenden.
- Optional: mit ein paar Gurkenscheiben dekorativ anrichten – fertig ist dein erfrischender Start in den Tag.

PROVENZALISCHES HÄHNCHEN MIT GEMÜSE-TIAN

(2 Portionen)

ZUTATEN

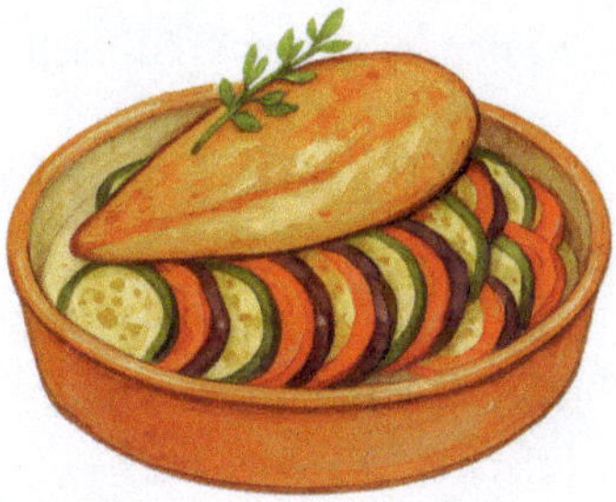

- 250 g Hähnchenbrust
- 1 kleine Zucchini
- 1 kleine Aubergine
- 2 Tomaten
- 1 kleine Zwiebel
- 1 Knoblauchzehe
- Frischer Thymian und Rosmarin
- 1 TL Tomatenmark (zuckerfrei)
- Salz, Pfeffer

ZUBEREITUNG

- Zucchini, Aubergine und Tomaten in feine Scheiben schneiden. Zwiebel würfeln, Knoblauch fein hacken.
- Das Gemüse dachziegelartig in eine Auflaufform schichten (abwechselnd Zucchini, Tomate, Aubergine).
- Tomatenmark mit 1–2 EL Wasser verrühren, mit Salz, Pfeffer, Knoblauch, Zwiebel und Kräutern mischen und über das Gemüse geben.
- Im vorgeheizten Ofen bei 180 °C ca. 25 Minuten garen.
- In der Zwischenzeit Hähnchenbrust mit Salz und Pfeffer würzen und in einer beschichteten Pfanne ohne Fett goldbraun anbraten.
- Das Hähnchen auf dem Gemüsebett anrichten und mit frischem Thymian garnieren.

FISCH AUF GURKE MIT DILL-SCHAUM

(2 Portionen)

ZUTATEN

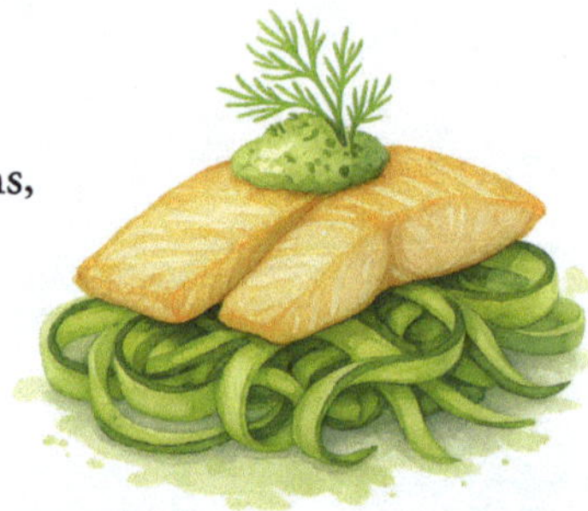

- 2 Filets magerer Weißfisch (z. B. Seelachs, Kabeljau – je ca. 150 g)
- 200 g Salatgurke
- 1 EL Apfelessig
- 1 TL Senf (zuckerfrei)
- 1 TL Zitronensaft
- Frischer Dill
- 2 EL stilles Mineralwasser (für die Schaumbasis)
- Salz, Pfeffer

ZUBEREITUNG

- Die Gurke mit dem Sparschäler in lange, dünne Streifen hobeln. Leicht salzen und 10 Minuten ziehen lassen. Dann gut ausdrücken.
- Fischfilets mit Salz, Pfeffer und Zitronensaft würzen, in einer beschichteten Pfanne ohne Fett bei mittlerer Hitze 3–4 Minuten je Seite garen.
- Für die „Dillschaum"-Sauce: Senf, Apfelessig, Mineralwasser und fein gehackten Dill in einer kleinen Schüssel verrühren. Kurz mit einem Milchaufschäumer oder Schneebesen luftig aufmixen.
- Gurkenstreifen auf Tellern zu kleinen Nestern anrichten, Fischfilets daraufsetzen.
- Mit dem Dillschaum beträufeln und mit frischem Dill garnieren.

SCHOKOJOGHURT

(1 Portion)

ZUTATEN

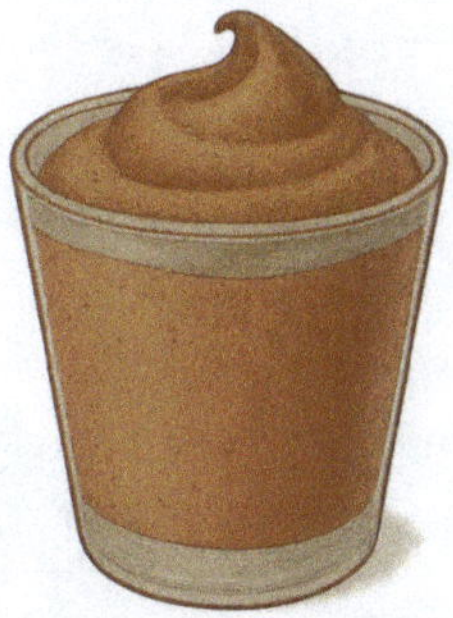

- Magerjoghurt (z. B. 0,1 %)
- 1 TL Schoko-Proteinshake
  (Triple Protein Shake oder ähnliches)

ZUBEREITUNG

Einfach beides verrühren – fertig ist der figurfreundliche Schokopudding. Geht auch mit Vanille, Erdbeer oder Kaffee-Geschmack.

MAGERQUARK MIT BEEREN UND ZWETSCHGEN

(1 Portion)

ZUTATEN

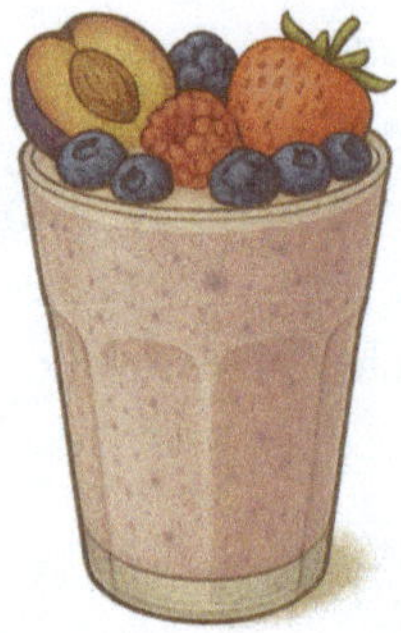

- 250 g Magerquark
- Handvoll Beeren und/oder Zwetschgen
- Etwas Proteinshake (z. B. Vanille, gesüßt)
- Zimt nach Geschmack

ZUBEREITUNG

Alles im Mixer pürieren – schmeckt wie Dessert, sieht aus wie Smoothie, sättigt wie ein Frühstück.

GEFRORENE HEIDELBEEREN MIT QUARK

(1 Portion)

ZUTATEN

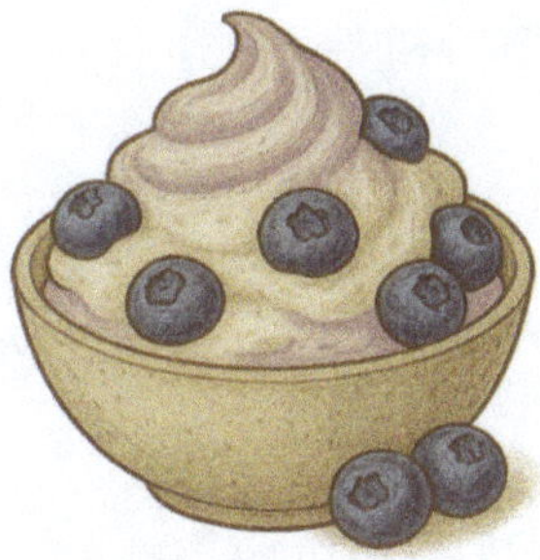

- Gefrorene Heidelbeeren
- Magerquark oder Quarkcreme 0,2 %
- 1 Schuss Vanille-Sojamilch
- Etwas Vanille-Proteinpulver

ZUBEREITUNG

Alle Zutaten mixen – ergibt ein cremig-eisiges „Frozen Joghurt"-Gefühl. Herrlich an warmen Tagen oder als Belohnung.

QUARKKUCHEN MIT APFEL

(1 Portion)

ZUTATEN

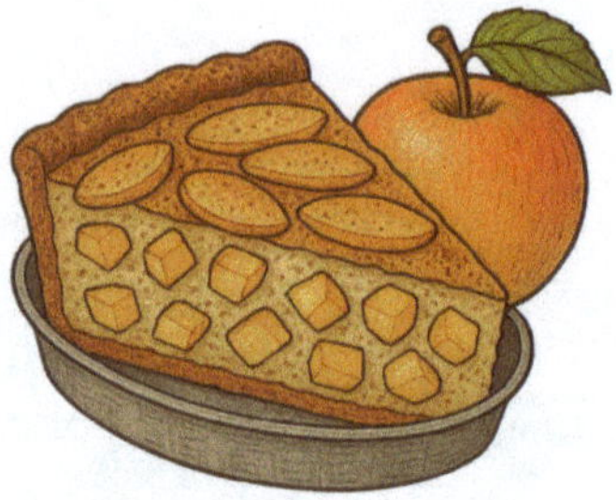

- 3 Äpfel, 1 Ei, 4 EL Magerquark
- 1 Messlöffel Eiweißpulver
- Zimt, Zitrone, Backpulver

ZUBEREITUNG

Alles mischen, in eine kleine Backform geben, ca. 25 Min. bei 180 °C backen. Nicht wie Omas Apfelkuchen – aber immerhin: Kuchen!

BUTTERMILCHSHAKE MIT HIMBEEREN UND MANGO

(1 Portion)

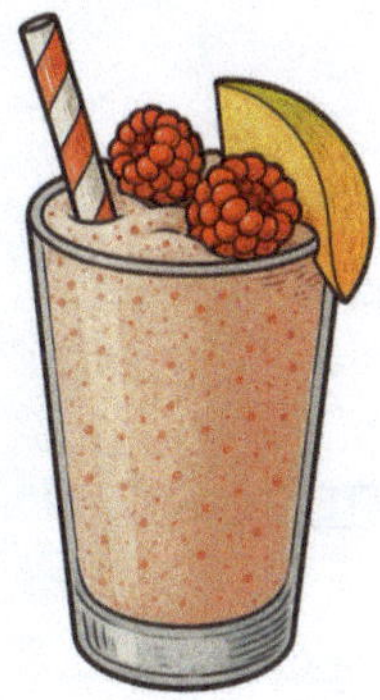

ZUTATEN

- 250 ml Buttermilch
- ¼ Mango, 50 g Himbeeren
- 2 Messlöffel Proteinpulver
- Crushed Ice

ZUBEREITUNG

Alles in den Mixer – einmal durchwirbeln – fertig. Frisch, fruchtig, leicht exotisch.

EISCHNEE MIT BROMBEEREN

(1 Portion)

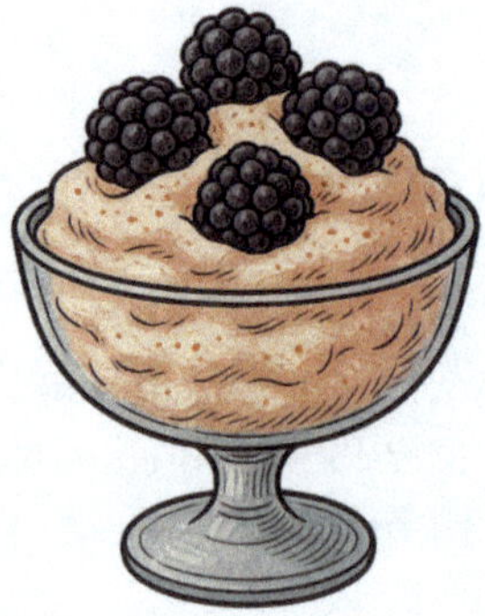

ZUTATEN

- 2 Eiweiß
- Stevia
- Zimt
- Handvoll Brombeeren

ZUBEREITUNG

Eiweiß mit Stevia und Zimt steif schlagen, Brombeeren unterheben oder oben drauf – fluffiger Proteintraum.

PFANNKUCHEN
(1 Portion)

ZUTATEN

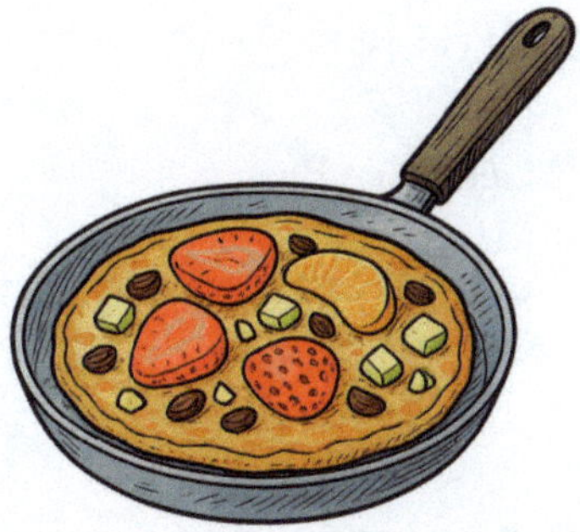

- 3 EL Haferkleie
- 1 EL Magerquark
- 1 Schluck Joghurt 0,1 %
- 4 g Backpulver
- 1 Ei
- Rosinen, Apfelstückchen, Mandarine, Erdbeeren nach Belieben
- Stevia, Zimt, Wasser

ZUBEREITUNG

Alles zu einem Teig verrühren. Pfanne leicht fetten (z. B. mit wenig Rapsöl) und goldgelb ausbacken.

FROZEN BERRY CREAM

(1 Portion)

ZUTATEN

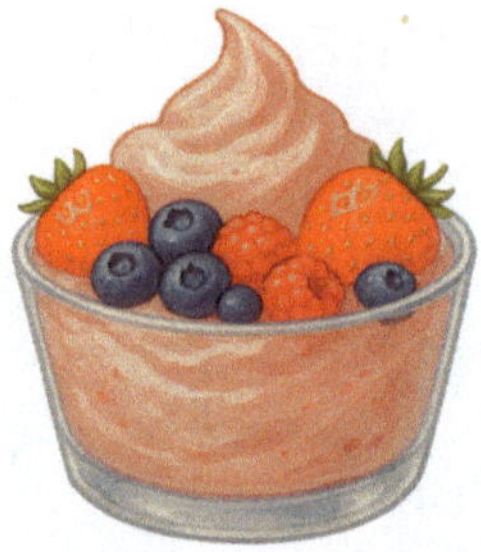

- Gefrorene Beeren
- Magerquark oder Joghurt 0,1 %
- Etwas Vanille- oder Beeren-Proteinpulver, eventuell Stevia

ZUBEREITUNG

Alles im Mixer zu einer cremigen Eis-Masse verarbeiten. Sofort servieren.

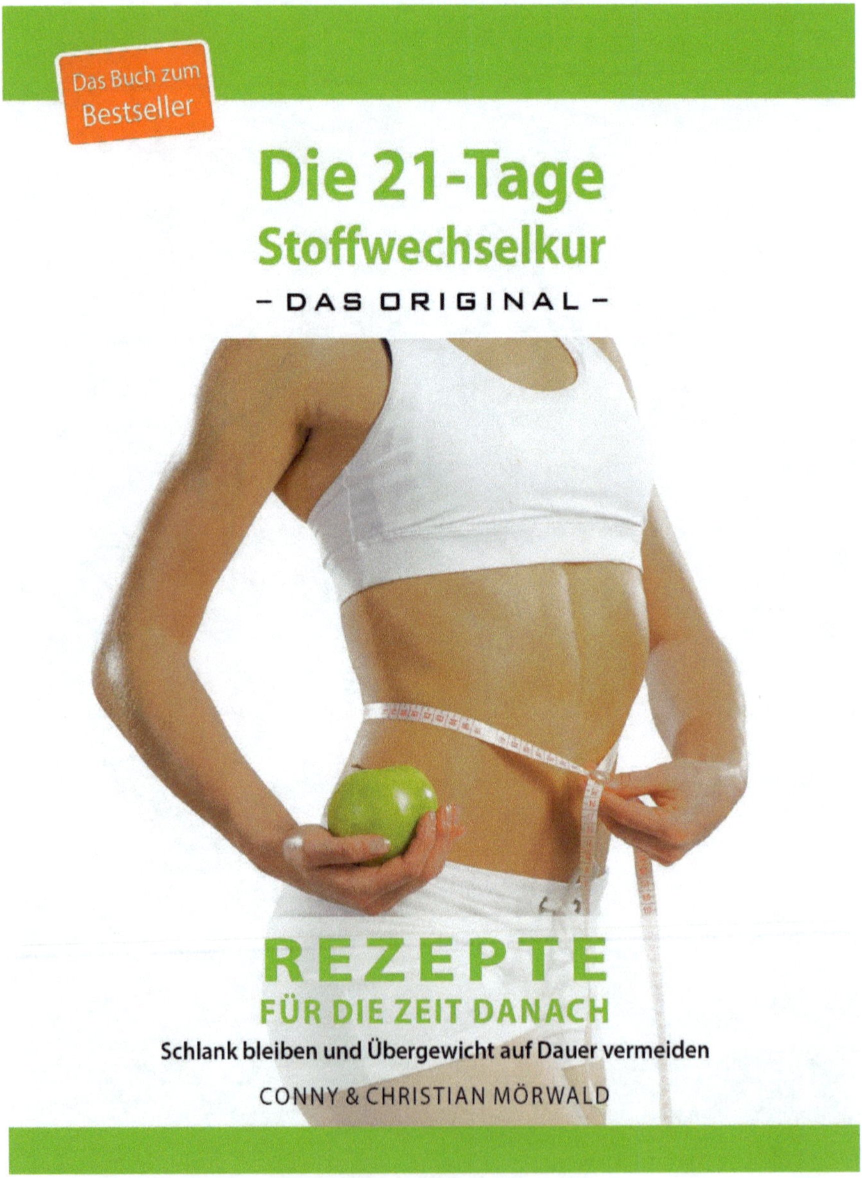
Das Buch zum
Bestseller
Die 21-Tage
Stoffwechselkur
– DAS ORIGINAL –
REZEPTE
FÜR DIE ZEIT DANACH
Schlank bleiben und Übergewicht auf Dauer vermeiden
CONNY & CHRISTIAN MÖRWALD

Printed in Poland
by Amazon Fulfillment
Poland Sp. z o.o., Wrocław

60403305R00069